AF591944

# ESSAI MONOGRAPHIQUE

SUR

# LA MYÉLITE.

La puissance et l'énergie de la locomotion sont les premières valeurs du cheval.

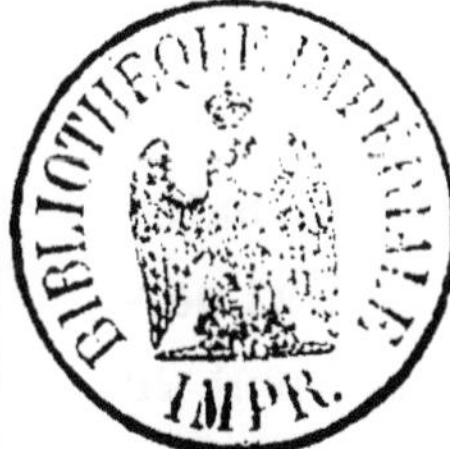


## MÉMOIRE

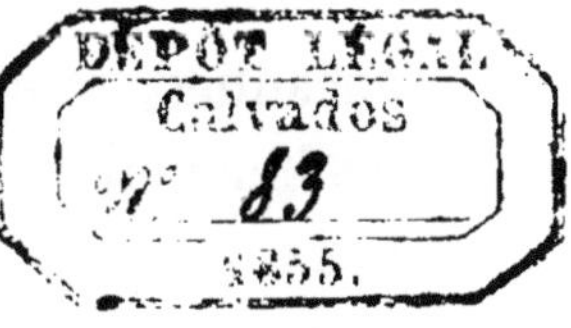


**Adressé à la Société, en Réponse à la Question suivante, mise au Concours en 1853.**

MYÉLITE. — SES CAUSES, MOYENS PROPHYLACTIQUES ET CURATIFS A EMPLOYER DANS CETTE AFFECTION A L'ÉTAT AIGU. — PASSAGE A L'ÉTAT CHRONIQUE; MOYENS DE TRAITEMENT A METTRE EN USAGE DANS CETTE DERNIÈRE PHASE MORBIDE.— LÉSIONS OBSERVÉES DANS L'ÉTAT AIGU ET L'ÉTAT CHRONIQUE (1).

PAR

**M. YVON, vétérinaire à Bayeux.**

---

MYÉLITE. — *Décrire les symptômes de cette maladie; indiquer les causes prédisposantes ou occasionnelles, et faire connaître les moyens prophylactiques et curatifs à em-*

(1) La Société a décerné une Médaille en vermeil, grand module, à l'auteur de ce mémoire, le 2 novembre 1854.

1855

*ployer contre cette affection à l'état aigu;—passage à l'état chronique;—méthode de traitement à mettre en usage dans cette dernière phase morbide;—lésions observées dans l'état aigu et l'état chronique.*

## CONSIDÉRATIONS GÉNÉRALES.

Lorsque, sur un animal bien portant, on voit tout-à-coup s'infléchir un ou plusieurs membres, dont les forces locomotrices se trouvent subitement anéanties, sans cause extérieure apparente, naturellement il est rationnel de penser que l'influx nerveux qui préside à l'action de ses forces, vient de manquer.

Si l'on recherche la cause de ce manque subit d'influx nerveux, le plus souvent on reconnaîtra qu'elle est due à une congestion active de l'organe, si délicat, du centre nerveux rachidien ou de ses enveloppes, ou encore à une congestion simultanée de l'organe principal et de ses annexes.

Dans l'état actuel de la science, est-il possible de dire si les phénomènes morbides observés, sont le résultat d'une congestion exclusive de la moelle épinière ou de ses enveloppes? Je ne le pense pas.

Cependant, la violence avec laquelle les forces musculaires se trouvent anéanties, à un degré plus ou moins intense, pourrait peut-être, jusqu'à certain point, faire supposer où siége l'affection.

Certes, si l'organe essentiel se trouve frappé seul ou simultanément avec ses annexes, tout ce qui sera soumis directement à ses dépendances, ressentira des atteintes bien plus vives et bien plus funestes que si les enveloppes seules étaient le siége de l'afflux sanguin.

Aucun symptôme spécial, positif, pathognomonique, n'a été indiqué avec assez de certitude, pour que l'on puisse affirmer que l'un ou l'autre cas existe...

Peut-être par la longueur de l'affection, une observation journalière et minutieuse, pourrait-on, au bout de longtemps, se hasarder à porter un diagnostic, mais les bases en seraient incertaines, et la réalité chanceuse.

Dans ces différents cas, le traitement, à quelques variantes près, consiste dans les mêmes moyens; ce ne serait donc qu'une satisfaction, au point de vue de la science, qui pourrait engager des praticiens instruits à faire des recherches dans le but de saisir quelques symptômes différentiels.

Le mot *myélite*, comme l'indique sa terminaison, ne s'applique qu'à l'inflammation pure et simple, soit *aigüe* soit *chronique*, de la moelle épinière. Abusivement, on s'en sert pour désigner en général toute affection de la moelle, dans laquelle le fluide sanguin joue le principal rôle. La congestion rachidienne elle-même n'est que passagère, puisque très-souvent, malgré le traitement énergique qui lui est opposé, elle finit presque toujours par passer à l'état d'inflammation.

La *myélite* débutant par une inflammation franche, est fort rare ; le plus souvent, elle est le résultat d'une congestion active très-rapide, qui, comme il l'a été dit ci-dessus, a résisté au traitement, ou qui, n'ayant pas été traitée à temps, est passée à l'état d'inflammation. D'ailleurs, les ramollissements de la pulpe rachidienne, que l'on rencontre quelquefois dans les autopsies, ne sont-ils pas dus à l'afflux sanguin dans l'intérieur de cette trame, si délicate, du centre nerveux?.... Est-ce le résultat de la congestion, ou bien ces désordres doivent-ils être attribués à l'inflammation? C'est ce qu'il est difficile de préciser.

La myélite se rencontre très-fréquemment dans la contrée où j'exploite ma clientèle ; elle frappe indistinctement tous les chevaux, mais elle sévit principalement sur les jeunes animaux élevés dans les pâturages, les fait quelquefois périr, ou en nécessite, sinon l'abattage, au moins la vente à vil prix.

C'est une véritable calamité pour nos cultivateurs, qui, constamment, voient de jeunes produits, sur lesquels ils fondaient de grandes espérances, expirer dans un bref délai ou rester perclus d'un ou de plusieurs membres, malgré les moyens actifs employés. Cependant cette affection, regardée autre fois comme incurable, fait moins, actuellement, le désespoir des éleveurs : la science a progressé par des observations journalières, et non-seulement aujourd'hui il y a plus de cures que d'insuccès, mais encore il est beaucoup plus rare d'être obligé de faire sacrifier, pour incapacité de service, les animaux qui ont été atteints de cette terrible maladie.

Dans ce mémoire, je n'essaierai nullement de retracer tout ce qui concerne l'histoire scientifique de la *myélite ;* je ne m'attacherai pas davantage à discuter, ni à supputer les opinions émises par les vétérinaires qui ont écrit sur cette matière.

Si en relatant exactement, avec autant de méthode et de clarté qu'il me sera possible, ce que j'ai observé sur la question mise au concours avec tant de sollicitude par la *Société vétérinaire du Calvados et de la Manche*, je puis jeter quelques légers éclaircissements sur une maladie aussi désastreuse, et répondre au but que la Société s'est proposé, en mettant au jour, avec des idées si bienveillantes, cette question de la plus haute importance pour l'industrie chevaline, je m'estimerai trop heureux d'avoir pu rendre quelques faibles services aux éleveurs.

*Synonymie.* — Depuis longtemps, la myélite est connue sous différents noms, qu'il n'est pas inutile de rappeler ici. Ces différents noms, plus ou moins bizarres, sont tous en rapport avec l'impression produite, *à priori*, par les différents symptômes, sur l'imagination de ceux qui les ont observés.

Ainsi, on désigne cette affection sous le nom de *maladie de chien*, parce que, probablement, on a comparé la marche peu solide des animaux malades avec certaines allures disgracieuses, que les chiens affectent quelquefois.

*Etourbillonnement :* à cause du balancement et de la grande difficulté que le cheval éprouve dans sa marche, et dans l'action de tourner sur lui-même.

*Paralysie*, *tour de rein*, *tour de bateau*, mots dont il est facile de comprendre la véritable signification.

*Forbeture*, nom trop générique et trop heureusement inventé, pour que le vulgaire se soit dispensé de l'adapter à une maladie accompagnée de symptômes si caractéristiques.

La question traitée dans le mémoire se rattachant plutôt encore aux jeunes chevaux, sur lesquels la myélite s'observe plus fréquemment, je ferai d'abord connaître les causes de cette affection pour les jeunes animaux, me réservant ensuite de faire connaître celles qui influent sur les chevaux âgés.

## ETIOLOGIE.

Les causes qui président au développement de la myélite sur les jeunes animaux, sont prédisposantes et occasionnelles ; elles varient suivant les lieux où les animaux se trouvent exposés, et suivant les saisons où ils se trouvent frappés ; mais, en général, ceux qui sont très-souvent à l'abri, dans les écuries, soit que la nécessité l'exige pour les différents travaux auxquels ils sont soumis, soit à cause du mode d'élevage que l'on suit dans certains pays, contractent beaucoup moins l'affection rachidienne.

Ceux, au contraire, qui, continuellement sous le coup des intempéries, éprouvent tout ce que l'insolation peut enfanter de plus variable et de plus saisissant, se trouvent dans toutes les conditions favorables à la maladie, si, déjà, ils ont quelques légères causes prédisposantes.

*Causes prédisposantes.* — La race des animaux, leur constitution, leur jeunesse, l'orgasme surtout chez les mâles, l'état de pléthore, l'état de maigreur, sont autant de causes qui contribuent puissamment au développement de la *myélite.*

A.—Les animaux de race distinguée, ceux qui possèdent un haut degré de sang, et qui, d'une constitution robuste, sont doués d'un tempérament sanguin-nerveux, sont les plus sujets, en raison de ces diverses circonstances, à contracter la maladie qui nous occupe. L'irascibilité, la vivacité, l'énergie qui les caractérisent, décèlent un système nerveux et un système sanguin puissamment organisés. Aussi, depuis que l'étalon anglais est venu améliorer la race molle de la Normandie, et donner à celle-ci le cachet d'énergie qui lui manquait, remarque-t-on, plus qu'autrefois, de jeunes animaux frappés de congestion rachidienne.

B. — De la constitution des animaux, il ressort évidemment que, dans cette affection, puisque les organes de l'innervation et de la circulation jouent le plus grand rôle, ceux sur lesquels ces organes prédomineront, auront plus d'aptitude à la contracter.

C. — La jeunesse fournit aussi ses conséquences fatales ; en effet, dans le jeune âge, alors que toutes les fonctions de l'économie tendent à un même but : l'accroissement ; si la digestion, la respiration, la nutrition, possèdent toute leur énergie vitale, les fonctions de la circulation et de l'innervation ont aussi une activité plus grande qu'à toute autre époque de la vie, et, par cela même, les animaux auxquels elles sont inhérentes, sont d'autant plus exposés aux affections qu'elles peuvent développer, que leurs fonctions sont plus étendues.

D. — Les réactions provenant de l'excitation des organes de la génération, ont une influence toute spéciale sur le développement des affections du centre nerveux rachidien. Le retentissement direct de l'orgasme sur la fibre nerveuse, et, par suite, sur le centre d'où elle émane, surtout lorsque les jeunes animaux, dans un état d'excitation surnaturelle, se livrent aux mouvements les plus désordonnés, et qu'ils ne peuvent arriver à satisfaire leurs désirs, donne lieu aux plus funestes accidents. Le système nerveux, le système de la circulation, sont exaltés au plus haut degré dans leurs fonctions physiologiques, et de cette exagération anormale surgissent tous les désordres qui caractérisent les congestions et les inflammations, se développant si rapidement sur la substance médullaire.

A l'appui de cette assertion je citerai ce fait pratique, qui ne laisse aucun doute : — Un jeune étalon de trois ans avait subi toute l'excitation dont il pouvait être susceptible, par l'imprudence qu'on avait eue, un instant avant la saillie, d'attacher une jument en chaleur près de l'endroit où il se trouvait renfermé. Le jeune animal était dans un état tel, qu'il s'élança vigoureusement de sa boxe, malgré la résistance du palefrenier, et tomba subitement, frappé d'hémiplégie, au moment où il s'enlevait pour saillir.

Cet accident, arrivé tout-à-coup, était évidemment dû à la réaction puissante de l'éréthisme sur les organes de l'innervation.

Indépendamment de ces effets directs et incontestables, les mouvements désordonnés et turbulents de toute nature auxquels se livrent les jeunes chevaux dans les pâturages, contribuent aussi, quoique indirectement, au développement de la *myélite*.

C'est principalement à l'âge de dix-huit à trente

mois qu'on voit arriver ces graves accidents : les jeunes animaux parcourent à toute vitesse les herbages où ils sont renfermés, cherchent à franchir les obstacles qui les retiennent, se cabrent, sautent les uns sur les autres, se couvrent de sueur, et se trouvent alors dans toutes les conditions nécessaires pour devenir malades.

Lorsque, surtout, dans un herbage voisin, il y a une ou plusieurs juments en chaleur, comme cela arrive fort souvent, il est assez habituel de voir l'affection qui nous occupe se développer sur les jeunes chevaux, et par l'excitation qu'ils éprouvent, et par les violences auxquelles ils se livrent.

Les jeunes poulains qui ont subi l'opération de la castration, soit avant le sevrage, soit au commencement du printemps, paraissent peu disposés aux affections de la moelle épinière : c'est une remarque que j'ai faite depuis fort longtemps. Les habitudes paisibles de ces jeunes animaux, la douceur de leur caractère, la régularité de leurs fonctions physiologiques, la privation, en un mot, des organes qui engendrent tous les désordres qui viennent d'être signalés, expliquent suffisamment ce fait, sans qu'il soit besoin de plus amples commentaires.

Les jeunes femelles, au moment du développement des chaleurs, éprouvent aussi des troubles fonctionnels, qui peuvent réagir sur les organes de l'innervation.

C'est principalement au printemps que se remarquent ces exaltations : les jeunes animaux hennissent, parcourent les pâturages et cherchent toujours à s'approcher des endroits où il y a des chevaux ; mais, en général, les accidents qui surviennent sont moins graves que ceux remarqués chez les animaux du sexe opposé.

E. — Si l'état pléthorique prédispose aux congestions et aux inflammations des organes vasculaires, la moelle épinière ne fait pas exception ; aussi les sujets qui ont un sang riche en principes nutritifs, sont-ils plus exposés à devenir malades que ceux qui se trouvent dans un état moyen. Depuis le mois de mai jusqu'au mois de novembre, alors que les prairies naturelles et artificielles contiennent des plantes succulentes, riches en principes alibiles, les animaux qui les dépouillent en se les assimilant, font beaucoup de sang, et sont alors disposés à contracter des affections inflammatoires de l'organe nerveux..

A l'approche des foires d'octobre et de novembre, les éleveurs s'attachent à bien nourrir les jeunes animaux, pour en retirer une plus grande valeur ; aussi n'est-il pas rare de voir, à cette époque, les congestions et les inflammations médullaires se développer rapidement, et ne céder qu'aux émissions sanguines réitérées.

F. — Par un effet diamétralement opposé, mais

dans des circonstances différentes, l'état de maigreur engendre aussi des prédispositions à contracter la myélite; c'est à l'époque de la mauvaise saison : les jeunes animaux, qui, souvent, ne reçoivent qu'une nourriture très-médiocre, sont faibles, débiles, rabougris ; leurs parties charnues ont peu d'épaisseur; ils résistent difficilement aux pluies froides et glaciales, ne peuvent se défendre des intempéries, et, comme nous le verrons plus tard, quand nous traiterons des causes occasionnelles, ils se trouvent tout-à-fait dans des conditions favorables au développement de l'affection.

*Causes occasionnelles.* — La manière dont les jeunes chevaux sont élevés, influe considérablement sur les causes qui occasionnent la myélite. Ceux qui passent l'année entière dehors, dans les pâturages, sont plus exposés que les autres à contracter cette terrible maladie.

Les poulains qui, pendant l'hiver, sont à l'abri des intempéries, y sont beaucoup moins sujets ; mais si, comme cela se pratique dans les pays où il existe des prairies artificielles, on les soumet à la nourriture du piquet, ils se trouvent alors dans les mêmes circonstances que les premiers, et l'intensité d'un brillant soleil agissant perpendiculairement sur la colonne vertébrale, occasionne la maladie.

L'indocilité des jeunes animaux, par les moyens coërcitifs qu'on emploie pour les dompter, est aussi une cause fréquente de l'affection qui nous occupe.

Je vais donc décrire successivement les causes occasionnelles qui peuvent déterminer la *myélite* pendant la mauvaise saison, pendant la saison d'été et par le résultat de l'indocilité des animaux.

A.— C'est presque toujours à la fin de l'automne, au commencement de l'hiver, à la fin de cette dernière saison et au commencement du printemps qu'on voit les jeunes animaux, dans les pâturages, subitement frappés de maladies de la moelle épinière.

Les pluies froides, les changements brusques de température, accompagnés souvent de violentes bourrasques, en saisissant brusquement la température normale extérieure du corps, et continuant une action réfrigérante longtemps prolongée, déterminent fort souvent les congestions et les inflammations du centre nerveux spinal. En effet, la peau, se trouvant ainsi refroidie, le peu de transpiration normale qui constitue une de ses grandes fonctions, se trouve arrêtée ; le fluide circulatoire, qui abonde continuellement dans sa trame, tend à se reporter ailleurs, et préférablement sur l'organe, qui, en ce moment, se trouve excité par une cause quelconque.

Si l'on vient alors à considérer qu'un animal sans abri, possédant une certaine température, se trouve tout-à-coup saisi par une pluie froide et battante, il sera facile de comprendre qu'un tremblement, suivi d'une sorte de frisson, excitant tout le système nerveux, amènera une révolution organique, qui se fera ressentir dans tout le grand appareil de l'innervation. De cette manière, le fluide sanguin aura une tendance à se reporter, des parties extérieures, sur un organe ayant subi déjà les atteintes indirectes et primitives de l'excitation (*ubi stimulus, ibi fluxus*).

Ce qu'il y a de remarquable, c'est que, dans les temps secs et vifs, dans les fortes gelées, où l'atmosphère acquiert une basse température, dans ces frimas où l'hiver accuse toutes ses rigueurs, mais où l'air, privé d'humidité, s'échauffe et se refroidit subitement, la myélite ne se remarque pas.

Il est digne d'attention que l'état d'embonpoint paraît avoir peu d'influence sur le développement de la maladie; j'ai même constaté plusieurs fois que les animaux ayant un certain degré d'embonpoint sont rarement affectés de myélite ; ils résistent beaucoup mieux à l'action réfrigérante des pluies glaciales, et se défendent de leurs funestes effets, tandis que les poulains maigres, rachitiques, à la bourre longue et aux parties charnues amaigries, la contractent plus facilement, soit à cause de leur poil long, plus difficile à sécher, soit à cause de leur extrême maigreur, anéantissant toute leur énergie, et leur permettant de se défendre difficilement contre l'action réfrigérante.

Il est très-rare de voir les poulains élevés à l'écurie pendant l'hiver, contracter la myélite; si, par cas fortuit, cela se rencontre, c'est que le sujet aura été exposé longtemps à une pluie battante, étant arrêté. Les affections des organes respiratoires seront plus susceptibles de se développer.

J'ai eu l'occasion d'observer souvent ces maladies, qui jamais ne se rencontrent chez les animaux qui sont continuellement dans les pâturages.

Au commencement de l'automne, à la fin du printemps, alors que la température est modérée, la *myélite* ne se rencontre pas; mais lorsqu'un brûlant soleil lance, dans l'été, ses rayons presque perpendiculaires, on la voit reparaître.

B. — Les jeunes animaux, à l'époque de la belle saison, soit qu'ils aient été mis en liberté dans les pâturages, soit qu'ils aient été mis au piquet dans les prairies artificielles, sont, les uns et les autres, exposés à être atteints de congestions rachidiennes et de myélites.

Ces derniers surtout, ne pouvant décrire qu'un cercle très-limité, à cause des liens qui les retiennent, sont plus exposés à l'action incessante des rayons solaires, et sont, conséquemment, plus susceptibles de devenir malades; j'ajouterai à cela que, privés de toute espèce d'ombrages dont peuvent jouir les jeunes animaux en liberté, ils se trouvent dans des conditions très-favorables au développement de la maladie.

L'état d'embonpoint et même de pléthore dans lequel se trouvent ces animaux, par la nourriture succulente qu'ils prennent à cette saison, comme il l'a été dit à l'article *Causes prédisposantes*, favorise naturellement le développement des inflammations et des congestions.

Toutes ces choses étant connues et appréciées, il paraîtra très-rationnel de concevoir comment un animal occupé à paître dans une plaine sans ombrage, supportant toute l'ardeur d'un brûlant soleil de juillet, se trouve frappé de myélite. Les rayons solaires arrivant perpendiculairement sur la colonne vertébrale, que rien ne protége, l'organe important qu'elle contient se trouve très-exposé, et, de même qu'un homme privé de sa coiffure, tombe subitement frappé de congestion cérébrale, sous l'influence d'un soleil très-ardent ; de même aussi le cheval, privé de toute protection sur la région spinale, se trouvera frappé d'une congestion rachidienne.

Les organes contenus dans la boîte crânienne du cheval, ne seront pas atteints dans ces circonstances, puisque les rayons solaires ne tombent pas perpendiculairement sur l'axe central de la masse encéphalique, et, qu'outre cela, le toupet protecteur qui revêt cette région, anéantira l'ardeur et l'intensité du rayonnement. La même chose s'explique naturellement pour la colonne vertébrale de l'homme, à cause de sa direction verticale et des vêtements qui la recouvrent toujours.

Mais c'est surtout dans les moments d'orage, où l'atmosphère lourde et élevée, toujours chargée d'une certaine quantité de fluide électrique, agit d'une manière toute spéciale sur la circulation et l'innervation, que la myélite se rencontre le plus fréquemment. Dans ces cas, tout-à-fait exceptionnels, si, pour un moment, le soleil, dérobé par les voiles nébuleux, vient de nouveau darder ses rayons brûlants, non-seulement la quantité plus considérable de calorique qu'il semble lancer, pourra, elle seule, influer sur le système spinal; mais, agissant de concert avec les dispositions atmosphériques précitées, son intensité n'en sera que plus funeste.

Aussi n'est-il pas rare, après ces évolutions météoriques, de rencontrer, soit au piquet, soit en liberté, dans les pâturages, de jeunes animaux frappés de myélite; et les cultivateurs d'attribuer, soit à la grêle, soit à la foudre, tombée à quelque distance, les phénomènes morbides qui s'offrent à leurs yeux.

Ces faits sont si journaliers et d'une évidence telle, qu'ils sont hors de doute.

C. — L'indocilité des jeunes poulains auxquels on veut mettre le licol ou que l'on veut dompter, est une cause fréquente des maladies rachidiennes.

En effet, lorsque, par besoin, on est obligé de prendre ces jeunes animaux, soit pour les traiter lorsqu'ils sont malades, soit pour les castrer, ou pour les ferrer et les exposer en foire, les contrariétés qu'ils éprouvent lorsqu'on veut s'en rendre maître, par leur irritabilité ou par crainte, surexcitent la circulation et l'innervation à un degré quelquefois tellement élevé, que j'en ai vu être frappés de congestions rachidiennes à l'instant même. L'irritabilité, chez les chevaux de race distinguée, est portée si haut, surtout lorsqu'ils ont été élevés dans des endroits isolés, où ils n'étaient pas habitués à voir l'homme ni à entendre sa voix, que j'ai constaté plusieurs fois, sous cette impression ou par crainte, le développement de battements de cœur si violents, qu'on pouvait les entendre à une grande distance.

Il n'est certainement personne qui, en lisant ces lignes, ne se représente l'aspect d'un jeune cheval tenu au licol pour la première fois par trois ou quatre hommes, et se livrant aux mouvements les plus désordonnés, tantôt se cabrant ou se jetant de côté et d'autre avec furie, se couchant violemment par terre ou tirant au renard, les quatre membres écartés et fortement appuyés sur le sol, la tête allongée, l'œil fixe et inquiet, la respiration entrecoupée, le cœur bondissant, et le corps recouvert d'une sueur blanche.

Les réactions violentes et subites qui se passent alors dans les appareils circulatoires et nerveux, ne sont rien moins que très-favorables au développement des congestions et des inflammations de la moelle épinière.

La ferrure pratiquée l'animal étant couché, par les mouvements brusques auxquels il se livre très-souvent, et la position gênante qu'on lui fait subir, occasionnent encore ces terribles affections. Peut-être m'objectera-t-on qu'une entorse dorso-lombaire pourra plutôt naître de ces différentes causes? Elle arrive en effet quelquefois, mais les hémiplégies ou les affections des membres antérieurs qui en sont la suite, assez rarement il est vrai, ne me permettent pas d'omettre cette circonstance étiologique.

*Causes spéciales aux chevaux âgés.* — Les mêmes causes qui agissent chez les jeunes chevaux, agissent aussi sur les chevaux d'âge, qu'on utilise aux travaux exigés par leur nature et leur constitution : aussi n'y reviendrai-je pas. Je me contenterai de citer les causes exceptionnelles qui ne peuvent avoir lieu chez les jeunes sujets exempts de fatigues, et qui sont, au contraire, les plus fréquentes pour les chevaux âgés.

Tout ce qui peut ébranler la colonne vertébrale, en agissant directement sur elle, occasionne des congestions et des inflammations des organes importants qu'elle contient, tels sont les secousses, les heurts, les coups violents sur les reins, les corps vulnérants pénétrant dans l'intérieur du conduit rachidien, les chutes et les efforts violents.

Mais ce sont principalement les chevaux qui font le service de *limoniers*, qui jouissent de la triste prérogative d'être atteints de ces affections.

Ces pauvres animaux restant souvent en place en supportant une charge énorme, soit parce que cela est nécessaire, soit par la maladresse ou la négligence de leurs conducteurs, éprouvent des souffrances assez graves pour occasionner directement la myélite ; ou encore s'ils sont destinés à traîner de fortes charges dans des chemins durs, malaisés, rocailleux, les secousses des brancards et les résistances énergiques qu'ils opposent sont aussi des causes fréquentes de cette affection.

C'est principalement dans les ports de mer, sur les quais et autres grands centres de travaux, qu'on voit les chevaux de trait dans un état d'embonpoint se trouver subitement frappés de paraplégies.

Les dispositions de ces animaux à contracter plutôt les affections du plexus lombo-sacré, ne sont-elles point les résultats des violents efforts qu'ils font continuellement, et auxquels les reins prennent toujours la plus large part?

Les chevaux de meunier, ceux, en général, qui font le service du bât, sont très-sujets à contracter la myélite. Il n'est pas d'années où je ne sois appelé sept ou huit fois pour traiter des affections de cette nature sur ces sortes d'animaux. Cela est dû, sans doute, au service qu'ils font, et à l'état d'embonpoint remarquable dans lequel ils sont presque toujours.

En terminant cet article, je ferai remarquer que l'observation m'a fait reconnaître que les jeunes animaux sont frappés indistinctement de paraplégies, d'hémiplégies ou de paralysies des quatre membres ; tandis que les vieux chevaux sont, de préférence, attaqués de paraplégies ; jamais je n'ai vu jusqu'ici un cheval d'âge frappé d'hémiplégie.

Cela tient donc évidemment aux causes, à l'âge des animaux et au service qu'ils font. Sous le rapport du traitement, tous ces points sont d'une haute importance à considérer.

## SYMPTOMES.

Ils sont caractéristiques, et présentent néanmoins une infinité de variations, suivant l'intensité plus ou moins grande avec laquelle les animaux se trouvent frappés, suivant aussi quels sont les membres dont les forces se trouvent anéanties, et les lieux habités par les sujets attaqués.

En général, aucun prodrome n'indique que l'animal va être atteint de congestion rachidienne ; mais lorsque la myélite débute lentement, ce qui est fort rare, il y a quelques signes avant-coureurs, qui peuvent faire présumer que l'animal sera atteint de myélite. Tels sont, pour les jeunes animaux, la tristesse, l'irrégularité dans la marche et les allures, la nonchalance, le retard des membres postérieurs dans la progression, les mouvements peu énergiques de la queue, l'abaissement et la faiblesse de la colonne dorso-lombaire à la pression, le décubitus fréquent, la difficulté de se lever avec vivacité et d'un seul bond.

Les chevaux d'âge soumis aux travaux présentent également de la tristesse, de l'inappétence ; ils sont lourds et pesants à la marche, rabotent le sol avec un membre postérieur, quelquefois avec les deux, fléchissent sur leurs boulets, surtout dans l'action de reculer ; les régions rotuliennes sont flasques, la colonne dorso-lombaire faible, et s'abaissant facilement à la pression ; souvent même, si cette pression est un peu violente, l'animal fléchit les jarrets, et les ischions touchent presque le sol.

Mais, le plus souvent, et sans aucun prodrome, les animaux dans les pâturages et ceux qui sont soumis aux travaux, se trouvent subitement frappés, et présentent des symptômes relatifs aux membres qui se trouvent atteints.

A. — Lorsque l'affection attaque un seul membre, c'est presque toujours un membre postérieur, l'animal ne paraît que fort peu souffrant, son habitude extérieure n'est point troublée. Si c'est un jeune cheval qui se trouve dans les pâturages, il pâture comme il le fait habituellement, le pied repose sur le sol quelquefois de toute sa largeur, d'autres fois sur la pince seulement; le membre est alors demi-fléchi, le boulet et la région rotulienne font saillie en avant. Il y a abaissement de la croupe.

Si l'animal vient à marcher, le membre éprouve un retard; s'il vient à prendre l'allure du trot, il l'exécute avec difficulté; les muscles rotuliens n'ayant plus leur énergie vitale, ne redressent pas cette région; le jarret fléchit, la croupe s'abaisse, tout le membre éprouve comme un temps d'arrêt.

Si c'est un cheval attelé qui se trouve attaqué, le membre éprouve tous les symptômes énumérés plus haut; mais bientôt l'animal se couvre de sueur, ses forces l'abandonnent, et il refuse de marcher, malgré les plus vives excitations.

Ces symptômes sont si évidents, si caractéristiques, qu'il suffit de les avoir observés une seule fois pour pouvoir se les rappeler.

B. — Un membre antérieur se trouve-t-il frappé (je n'ai jamais constaté ce cas que deux fois), l'animal le tient hors de la ligne d'aplomb, demi-fléchi, et ce qu'il y a de particulier, c'est que cette saillie volumineuse et si proéminente, constituée par les muscles extérieurs de l'avant-bras, est complètement disparue; l'apophyse olécrane est un peu abaissée et écartée. Pendant la progression, qui se fait difficilement, le membre reste toujours demi-fléchi; l'extrémité traîne sur le sol, de manière que la face plantaire du pied devient postérieure et supérieure; si l'animal veut s'appuyer dessus, on le voit alors chanceler, tomber et se débattre violemment pour se relever.

Dans les deux cas qui précèdent, si les animaux sont couchés sur l'un ou l'autre membre malade, ils font de vains efforts pour se relever, et n'y parviennent qu'avec les secours qu'on leur prodigue, soit en les aidant, soit, ce qui est plus rationnel, en les retournant sur le côté opposé.

C. — Lorsque le plexus lombo-sacré se trouve frappé dans toute son étendue, les membres postérieurs en ressentent naturellement les funestes conséquences. Il y a alors paraplégie.

L'animal tombe subitement sur le train postérieur, les membres fléchis sous l'abdomen; d'autres fois, avant de tomber, il fait encore quelques pas en labourant le sol avec ses boulets, puis finit par s'affaisser. S'il fait des efforts pour se relever, il y parvient quelquefois, mais il retombe immédiatement, soit par manque de forces, soit parce qu'il heurte le sol inégal avec ses membres mal assurés.

Alors on trouve le malheureux animal couché sur le côté ou bien assis sur le derrière, les membres antérieurs allongés ou écartés, les naseaux ouverts, se livrant à de vaines tentatives pour se relever. Si le train postérieur parvient à quitter le sol, on voit les jarrets demi-fléchis chercher à soulever cette masse énorme qu'ils ne sont plus en état de soutenir, et l'animal retomber, en s'affaissant lourdement.

Quelques mouvements ont lieu dans les extrémités, qui décrivent un arc de cercle en labourant le sol ou la litière sur laquelle l'animal est étendu.

Dans quelques observations écrites sur la myélite, on a dit et répété, surtout dans la paraplégie, qu'un symptôme pathognomonique de cette affection est l'insensibilité manifestée par l'animal, lorsqu'on lui enfonce un instrument tranchant dans la région ischio-tibiale ou dans toute autre région musculaire des membres postérieurs. J'avoue que, pour moi, ce symptôme est loin d'être non-seulement pathognomonique, mais encore d'être capable de servir de la moindre base au diagnostic que l'on cherche à porter en pareil cas. Les nerfs moteurs et les nerfs sensitifs ne sont pas les mêmes : ils ont, chacun, leurs fonctions spéciales.

Or, l'anatomie et la physiologie nous apprennent que le centre nerveux spinal donne naissance à deux sortes de nerfs : les uns, destinés à porter la sensibilité dans les régions auxquelles ils sont dévolus, les autres destinés à porter le mouvement dans les mêmes régions, c'est-à-dire à présider spécialement à la contraction plus ou moins énergique des masses musculaires. L'origine de ces deux sortes de branches nerveuses n'étant pas la même, ne pourrait-il pas se faire que la partie de la moelle qui donne naissance aux branches sensitives soit intacte, tandis que l'autre éprouve les funestes effets de la congestion ou de l'inflammation?... Alors, les nerfs de la sensibilité n'éprouveront aucune altération dans leurs fonctions physiologiques; les nerfs moteurs, au contraire, se trouveront dans l'impossibilité, soit matérielle, soit sympathique, d'exercer leurs fonctions physiologiques. L'excitation au moyen de l'instrument tranchant n'aura donc pas une donnée absolument certaine, et la base sur laquelle reposera la symptomatologie pathognomonique, s'écroulera d'elle-même.

Ce n'est pas à dire pour cela qu'il faille rejeter ce symptôme, car, dans le cas de paralysie des nerfs moteurs et sensitifs, il aura certainement une grande valeur; mais, comme ces cas sont fort rares, et que, très-souvent, il n'y a que les nerfs moteurs qui ressentent la triste influence de la maladie, il ne faudra jamais s'y attacher exclusivement. On pourrait déduire de ces sortes de conséquences qu'il n'y a pas de paralysie, lorsqu'elle est très-évidente.

Un fait plus certain, c'est que, dans la paraplégie comme dans la paralysie d'un seul membre, il y a abaissement de température normale facile à constater; cela se conçoit, l'excitation musculaire n'étant plus la même.

La vessie et le rectum participent aussi quelquefois aux influences paraplégiques; les matières alvines ne sortent qu'avec la plus grande difficulté, et le col de la vessie, ne possédant plus son énergie de contraction, l'urine s'échappe au-dehors, au fur et à mesure qu'elle est versée dans la poche urinaire par les uretères.

Ces symptômes sont toujours fort graves: ils dénotent une affection très-étendue, très-intense de la moelle épinière, résistent souvent aux moyens curatifs employés, quelque énergiques qu'ils soient, et sont le présage habituel du passage de l'affection à l'état chronique. Ils se remarquent plus fréquemment lorsque la *myélite* est venue avec lenteur que si elle était le résultat d'une congestion subitement arrivée

La paraplégie n'a pas toujours des symptômes aussi alarmants que ceux qui viennent d'être tracés, il arrive alors que l'animal qui en est atteint, ne tombe pas, et même qu'il lui reste assez de forces pour marcher et chercher à se lancer à de plus rapides allures; mais lorsqu'il est couché, il se relève difficilement, n'y parvient le plus souvent qu'avec le secours de l'homme ou après avoir fait plusieurs essais.

Le balancement du train postérieur, l'harmonie des allures qui se trouve rompue, font connaître facilement l'affection dont l'animal est atteint. En effet dans la progression et même pendant le repos, le train postérieur a un mouvement oscillatoire particulier d'un côté à l'autre, l'animal écarte les membres pour mieux se soutenir; les muscles coccygiens supérieurs, privés de leurs forces, ne peuvent relever l'appendice caudal, qui, retombant de son propre poids, ondule et serpente dans les différents mouvements auxquels se livre le malade, et paraît comme une pièce sur-ajoutée. Ce symptôme est frappant, il se rencontre toujours dans la paraplégie.

Dans ce genre de *myélite*, si l'animal veut prendre une allure plus rapide que le pas, il cherche plutôt à galoper qu'à trotter, le trot exigeant plus de précision et d'énergie dans le mouvement des membres. Souvent, on le voit fléchir sur les jarrets, manquer de tomber, se relever mécaniquement et continuer tant bien que mal sa marche tout automatique : les membres sont jetés de côté, ils s'entrecroisent, ou bien, restés en arrière, les jarrets se fléchissent, les régions rotuliennes s'abaissent et le pauvre cheval, employant toute son énergie, fait un bond mal assuré, continue ses gambades en traînant péniblement ses parties postérieures, qui semblent être étrangères à son corps.

Dans cet état moins grave, l'animal conserve son appétit, et mange comme s'il était bien portant.

D. – L'hémiplégie, beaucoup plus rare que la

paraplégie, se remarque surtout chez les jeunes sujets ; elle affecte aussi différents degrés de gravité ; elle est complète ou incomplète: complète, lorsqu'elle a lieu sur un côté tout entier ; incomplète, lorsqu'elle atteint seulement les deux membres latéraux ; dans ce dernier cas, elle guérit assez facilement, tandis que, lorsqu'elle affecte tout un côté, elle est plus rebelle et laisse toujours quelques traces.

Le défaut d'harmonie dans les allures, la grande difficulté de mouvoir les membres du côté frappé, la torsion de l'encolure, du nez, des lèvres, de la queue, dirigés du côté qui a conservé toute sa force, le prolapsus de la paupière supérieure du côté malade dans l'hémiplégie complète, sont des symptômes faciles à saisir et qui frappent vivement l'œil exercé.

Lorsque les animaux sont atteints de ce genre de paralysie, provenant évidemment d'une inflammation d'un côté de la moelle épinière, ils se tiennent difficilement debout, les deux membres du même côté venant à manquer. S'ils sont couchés, ils ne peuvent se relever, et, comme je l'ai fait entrevoir plus haut dans le cas d'hémiplégie complète, le *facies* a un aspect particulier de difformité et de stupidité. Indépendamment de la déviation du nez, des lèvres, et du prolapsus de la paupière supérieure, l'oreille, du côté paralysé, se trouve aussi quelquefois abaissée. L'animal frappé de cette sorte d'hémiplégie, souffre beaucoup; on le trouve habituellement avec les flancs agités, l'artère roulante, les conjonctives injectées et le corps recouvert de sueur; il y a abaissement considérable de chaleur dans le côté frappé, qui manifeste peu de sensibilité aux piqûres et aux incisions.

Quoique la face reçoive des divisions nerveuses provenant de l'encéphale, il ne faut pas conclure que l'organe cérébral se trouve mortellement lésé du côté frappé : les réactions sympathiques de la moelle violemment atteinte, suffisent pour occasionner ces troubles fonctionnels; je suis d'autant plus porté à le croire, que ces symptômes disparaissent souvent avec rapidité, tandis que les autres (ceux des membres) persistent quelquefois toujours.

Lorsque l'hémiplégie atteint les membres seulement, tous les symptômes qui viennent d'être signalés ne se rencontrent pas; l'encolure conserve sa direction, le *facies* toute son énergie d'expression, la queue seule se trouve toujours déviée; le plexus brachial et le lombo-sacré se trouvent seuls frappés d'un côté; il n'y a donc que les parties qui sont sous leur dépendance directe, qui puissent en ressentir l'influence.

Dans ce genre moins grave d'hémiplégie, les animaux ne sont pas à beaucoup près aussi souffrants; ils ne sont pas recouverts de sueur, et sans cesse couchés, ils ne sont pas, non plus, dans cet état de prostration et d'anéantissement qui caractérise l'hémiplégie complète; ils peuvent se mouvoir, quoique progressant avec une grande difficulté. Le membre antérieur dans le repos est presque toujours fléchi, le genou porté fortement en avant; il ne présente plus cette saillie remarquable des muscles extenseurs de l'avant-bras; le membre postérieur, au contraire, repose sur le sol, et ne laisse voir la faible puissance de son activité musculaire que pendant la marche.

La progression est automatique, bizarre et peu solide. L'animal marche, avec grande difficulté, une espèce d'amble mal assuré; on voit le corps, du côté malade, s'abaisser subitement, puis se relever tout à coup, en se reportant sur le côté qui possède toute sa force. Dans cet équilibre instable, l'animal est menacé de tomber à chaque instant, et le moindre obstacle détermine rapidement une chute.

Les fonctions intestinales et urinaires se font comme à l'état normal.

E.—Lorsque les quatre membres sont affectés, la maladie est des plus graves. Ce cas se rencontre plus fréquemment que l'hémiplégie, et, comme ce genre de myélite, il paraît être réservé aux jeunes animaux. Quelquefois ils sont frappés si violemment qu'on les trouve expirants : ils sont alors couchés sur le côté, paraissent être dans un anéantissement général ; c'est à peine si les membres décrivent quelques légers mouvements ; la respiration se fait difficilement, par suite de l'atteinte grave portée aux respirateurs de Charles Bell ; le *facies* a perdu toute son expression ; les naseaux ne s'ouvrent plus qu'avec difficulté, par suite de l'inaction des muscles destinés à en dilater les orifices. Le pouls est petit, filant, misérable.

D'autres fois, l'affection est un peu moins grave : on trouve ces malheureux animaux se tenant à peine sur leurs quatre membres étalés, la poitrine et le ventre rapprochés du sol, l'encolure et la tête allongées, se balançant à droite et à gauche ; ils sont en proie aux plus vives souffrances et aux plus violentes réactions ; l'œil est rouge ; injecté, la respiration accélérée, plaintive et anxieuse ; le corps et principalement les régions inguinales sont recouverts d'une sueur blanche ; le pouls est fort, agité, rebondissant. Il y a constipation. Si l'on ne se hâte de leur porter secours, en ouvrant largement une veine superficielle, ou bien, ce qui est mieux, en pratiquant la section des artères temporales ou coccygiennes, ces dernières le plus près possible de l'origine de la queue, les respirateurs de Charles Bell se trouvent atteints, et les animaux ne tardent pas à périr par asphyxie.

Dans certaines circonstances plus rares, l'affection est infiniment moins grave, les animaux n'éprouvent pas les souffrances décrites ci-dessus ; les fonctions extérieures ne paraissent même que fort peu troublées ; les allures seules font apercevoir qu'ils sont malades. Lorsqu'ils sont couchés, ils se relèvent bien seuls ; la progression a lieu seulement avec beaucoup de difficulté, et, à l'allure du trot, qui se fait encore tant bien que mal, il est facile de remarquer la désunion qui règne dans l'harmonie des quatre membres : ils sont jetés irrégulièrement et mécaniquement dans divers sens, les extenseurs surtout paraissent avoir perdu leur énergie, et leur force ne contrebalançant plus celle de leurs antagonistes, on voit les fléchisseurs agir avec plus de vigueur, et les mouvements de flexion des membres avoir lieu dans une grande étendue, sans aucune mesure ni temps d'arrêt déterminés.

La volonté de l'animal n'a plus d'empire sur la cadence, et l'harmonie des mouvements ; l'ensemble des allures est mal solide, disgracieux ; il est facile, à l'œil même le moins exercé, de voir que chacun des quatre membres y contribue pour sa part.

Généralement ce dernier cas est fort peu grave ; il se termine assez heureusement par un traitement approprié, comme on le verra plus tard.

*Pronostic.* — Il est toujours grave : la texture molle et délicate qui constitue la moelle épinière, les fonctions importantes qui lui sont dévolues, et, partant, le rôle de première nécessité qu'elle est appelée à remplir, dénotent, de la manière la plus évidente, qu'un organe de cette nature frappé d'inflammation, doit amener des troubles sérieux dans les fonctions vitales.

*Marche. — Durée.* — De même que toutes les inflammations qui se développent vivement, la *myélite* a une marche très-rapide. Elle s'aggrave très-vite, et donne lieu à une terminaison funeste, si un traitement énergique ne lui est opposé sur-le-champ. Mais, par un traitement prompt et employé convenablement, elle disparaît assez souvent en fort peu de temps, pourvu, toutefois, que l'organe, siége de l'inflammation, n'ait éprouvé aucune désorganisation.

La durée est quelquefois longue : car les symptômes auxquels elle donne lieu, ne disparaissent pas toujours aussi rapidement que la maladie elle-même. Bien que l'inflammation soit guérie, que toute trace matérielle pathologique soit disparue, l'impression, la profonde atteinte portée à l'organe malade, peuvent encore donner lieu à l'existence prolongée des symptômes ; mais ils finissent par disparaître, et tout revient à l'état normal.

*Terminaison.* — Elle a lieu de trois manières différentes : par la mort, par la résolution et par le passage à l'état chronique. La terminaison par la mort est la plus rare ; elle n'a lieu, pour ainsi dire, que lorsque l'animal a été négligé dans le traitement prescrit, ou que les soins n'ont pas été administrés à temps.

Le plus souvent elle est la suite de l'asphyxie : l'affection marche de proche en proche, par une sorte de reptation ; les respirateurs de Charles Bell se trouvent atteints, le thorax ne peut plus se dilater, et l'animal périt asphyxié. D'autres fois, la mort est due au ramollissement de la moelle épinière, survenu soit par une congestion trop active, qui a détruit la consistance de l'organe, soit par une inflammation très-violente, non traitée convenablement.

La résolution est la terminaison la plus heureuse et la plus commune : elle a lieu par un traitement approprié, administréà temps et avec énergie. Chaque jour on voit les symptômes alarmants disparaître, les forces revenir dans les membres anéantis, et toute trace de maladie, enfin, disparaître.

Quant au passage de la maladie à l'état chronique, il fera, plus loin, l'objet d'une question spéciale.

### TRAITEMENT.

Il est prophylactique et curatif.

A. — *Traitement prophylactique.* — Ce traitement découle naturellement des causes énumérées à l'article étiologie.

Dans la belle saison, où les herbes sont succulentes, il faudra éviter de trop nourrir les animaux, soit au piquet, soit en liberté dans les pâturages; si l'on ne peut y parvenir, il sera de toute nécessité d'employer la saignée. Ainsi, de temps en temps, tous les deux mois, par exemple, on aura recours à la phlébotomie, et l'on retirera aux animaux pléthoriques de deux à trois kilogrammes de sang, selon leur âge, leur force et leur constitution. Pendant la saison d'hiver, au contraire, il sera prudent de bien nourrir les jeunes animaux, de ne pas les laisser dépérir trop, afin qu'ils aient la force de se défendre du froid, de la pluie et de toutes les intempéries de la mauvaise saison. Si, malgré les soins apportés, ils ne prennent pas d'embonpoint, et paraissent souffrir de la température, il sera urgent de les rentrer et de les soumettre à une bonne alimentation, jusqu'à ce que le temps et leur état permettent de les relâcher dans les pâturages.

Pendant la saison d'été, il ne faudra pas manquer de rentrer, au milieu du jour, dans les moments de grande chaleur, les jeunes animaux qui seront mis au piquet dans les prairies artificielles. Non-seulement ces précautions hygiéniques les préserveront d'être malades, mais encore ils ne seront pas tourmentés par les insectes, qui, à l'approche des moments d'orage surtout, les font souffrir et peuvent les faire se blesser.

Beaucoup de cultivateurs ont employé cette méthode, et tous ont eu à s'en louer. Ils rentrent leurs animaux vers dix ou onze heures, et ne les sortent que lorsque la chaleur et les insectes sont devenus moins importuns.

Il faudra aussi éviter avec soin de laisser des pouliches et des poulains dans les mêmes lieux : car plusieurs fois j'ai eu l'occasion de constater le développement de la myélite, par suite de la présence d'animaux des deux sexes dans les mêmes pâturages. A l'âge de douze à quatorze mois, les mâles, ayant déjà l'instinct de la reproduction, tourmentent les jeunes pouliches : ces animaux se stimulent réciproquement, et peuvent donner lieu aux plus graves accidents.

Si, dans les herbages voisins, il y a des juments en chaleur, il sera utile, si l'on ne peut faire disparaître ces juments, de retirer les jeunes poulains, et de les changer de pâturage ; j'insiste sur ce point : car je le considère comme une des causes les plus fréquentes de la *myélite* chez les jeunes animaux.

En dernier lieu, et comme moyen prophylactique ayant une grande valeur, je préconiserai la castration des jeunes chevaux qui ne sont pas destinés à la reproduction.

Cette opération, tout en les rendant dociles, paisibles, anéantit toute réaction des organes génitaux sur le centre nerveux, et prévient le développement de l'affection qui nous occupe. J'ajouterai à cela que les chevaux castrés de jeune âge se développent plus régulièrement, éprouvent beaucoup moins de souffrances, d'affections consécutives à l'opération, et possèdent plus d'énergie et de vigueur que ceux dont la castration n'a été pratiquée que tardivement.

Il sera bon, dès le jeune âge, d'accoutumer les poulains, après le sevrage, à être tenus au licol : ils se familiariseront avec l'homme, deviendront moins sauvages, et ne se défendront pas lorsqu'on voudra les prendre.

Quant aux moyens prophylactiques à employer pour les chevaux d'âge, les causes qui produisent l'affection étant inhérentes au service qu'ils font journellement, il serait trop difficile, je dirai même presque impossible, de les mettre en usage. La saignée, seulement, dans les moments de chaleur, lorsque les animaux sont pléthoriques, me paraît indispensable.

B. — *Traitement curatif.* — En premier lieu, la phlébotomie : que l'animal soit maigre, qu'il soit en état d'embonpoint, lorsqu'il est atteint de myélite, il doit être saigné sur-le-champ, sans aucune espèce de restriction. Seulement, la saignée variera, suivant la force, la constitution, l'embonpoint, la maigreur, et d'après l'intensité de l'affection.

Lorsque l'animal est violemment attaqué, s'il est en état d'embonpoint, il faudra avoir recours à une copieuse saignée, de deux à quatre kilogrammes, la réitérer douze heures et même six à huit heures après. S'il n'y a que peu ou point d'amélioration, il sera urgent d'ouvrir la veine de nouveau, sans hésiter; il m'est arrivé de saigner des poulains de l'âge de quinze à dix-huit mois jusqu'à trois et quatre fois dans l'espace de trente-six heures, et toujours j'ai eu à me louer des bons effets que j'obtenais de cette manière d'agir. Au reste, les pulsations artérielles guideront le praticien, qui devra toujours s'attacher à les atténuer et à les réduire à leur moindre force.

Il arrive quelquefois que le sang noir, épais, s'écoule difficilement, ou même ne sort que goutte à goutte; il faut alors avoir recours à la saignée artérielle, et, de préférence, on incisera, soit l'artère sous-zygomatique, soit les artères coccygiennes, en ayant soin d'en pratiquer la section le plus près possible de l'origine du tronçon pour ces dernières.

Si l'animal atteint de *myélite* est maigre, quoique l'on soit obligé d'avoir recours à la saignée, il faudra en user avec modération : les petites déplétions de un à deux kilogrammes, répétées, si l'animal ne présente point d'amélioration dans son état maladif, conviennent dans ces sortes de cas, où la maladie est toujours moins rebelle, et due à des circonstances différentes.

Les révulsifs de toute nature sur la surface extérieure, sur le canal intestinal ou bien encore sur l'appareil urinaire, doivent suivre immédiatement l'emploi de la saignée.

Si l'animal malade a été frappé dehors et qu'il ne puisse marcher, il faut employer un moyen de transport convenable pour le rentrer dans un appartement, afin de le mettre à l'abri de toutes intempéries.

Les frictions sèches avec de forts bouchons de paille, en rappelant le sang à la surface du corps, devront être mises immédiatement en jeu, en attendant qu'on puisse se procurer des révulsifs plus actifs et plus énergiques.

Les frictions faites avec l'huile essentielle de térébenthine, sur la colonne vertébrale et sur les membres, produisent souvent d'heureux résultats, connus depuis longtemps ; mais les effets éphémères de ce médicament m'ont fait y substituer d'autres agents thérapeutiques plus actifs et plus durables.

Les vésicants, que j'ai employés fréquemment, m'ont beaucoup mieux réussi que l'huile essentielle de térébenthine ; ces agents, tout en amenant une irritation vive et énergique, ont des effets durables, et entretiennent une révulsion permanente, qui est d'un puissant secours pour obtenir une cure prompte et radicale.

Je me sers de l'alcool cantharidé de préférence

à l'onguent vésicatoire : ce dernier a l'inconvénient de se trouver enlevé, si l'animal se livre à des mouvements désordonnés, tandis que la teinture de cantharides, imbibée dans la peau par suite de frictions, procure une action plus certaine et ne peut être enlevée.

Le liniment ammoniacal simple ou cantharidé procure aussi d'excellents effets ; les agents thérapeutiques qui entrent dans sa composition, en attaquant vivement la peau, produisent une révulsion énergique. C'est ce liniment auquel je donne la priorité ; voici la manière dont je le compose et comment je l'emploie :

| | |
|---|---|
| Ammoniaque liquide. . . | à 100 grammes. |
| Alcool cantharidé. . . . | |
| Huile d'olives. . . . . . | 400 id. |

Je fais raser, le plus près possible de la peau, les poils revêtant la partie qui doit être frictionnée au moyen d'une brosse très-rude, soit en chiendent, soit en crin, ou encore avec le bouchon de paille ; je fais frictionner l'enveloppe cutanée, sur les reins, sur la partie supérieure des épaules, sur la moitié du grand axe du corps, suivant que l'animal est attaqué d'une paraplégie, d'une paralysie des quatre membres ou d'une hémiplégie. La friction doit être faite vigoureusement et sans relâche pendant 15 ou 20 minutes; le lendemain, la deau est très-sensible ; elle est recouverte de gros boutons et d'ampoules.

De cette manière, le premier jour, la moitié du médicament doit être seulement employée ; le lendemain, avec l'autre moitié du liniment, on opère de même , bien que la peau soit déjà très-vivement irritée.

Il est facile de concevoir que la révulsion obtenue doit être forte ; la maladie interne se trouve énergiquement combattue, et, le plus souvent, disparaît, sinon tout-à-fait, au moins progresse rapidement vers le bien.

On pourrait supposer peut-être que les bulbes pileux se trouvent détruits par ce traitement ; mais il n'en n'est rien : l'épiderme, au bout de quelques jours, s'enlève avec la couche de poils qui le revêt, et déjà de nouvelles productions pileuses apparaissent dans toute l'étendue de la partie enlevée.

Les sétons placés sur la région lombaire produisent aussi d'excellents effets ; mais la révulsion qu'ils opèrent, ne m'a pas semblé être aussi énergique, ni aussi prompte que celle du liniment.

La dérivation sur le canal intestinal et sur les organes urinaires, est un puissant moyen pour combattre aussi la myélite. Les drastiques seuls doivent être employés ; l'aloès succotrin est celui qui doit être préféré ; les effets en sont plus certains que ceux des autres purgatifs ; on se le procure facilement.

Ce médicament doit être administré en solution ; la dose peut être portée de 25 à 40 grammes pour les jeunes chevaux de l'âge de 1 an à 2 ans 1[2 , et de 45 à 60 grammes pour les chevaux d'âge.

Si la purgation se fait mal, elle doit être recommencée sur-le-champ.

Les vinaigres de scille et de colchique, les oxymels des mêmes substances ne doivent pas être négligés ; les premiers doivent être donnés à la dose de 4 à 6 grammes aux jeunes animaux ; de 10 à 16 aux chevaux d'âge, suivant leur force et leur constitution ; quant aux oxymels, beaucoup moins actifs, la dose ne devra pas être moindre de 40 grammes pour les vieux chevaux, et de 25 à 30 pour les jeunes animaux.

Mais c'est surtout pour les myélites chroniques, comme on le verra plus tard, qu'on devra administrer ces diurétiques ; ils produisent d'excellents effets. Les sétons aux fesses doivent être négligés ; ils ne sont certes pas nuisibles, mais à peu près insignifiants ; l'expérience actuelle a prononcé sur ce mode de traitement employé anciennement.

Il faudra prendre garde de mettre en usage les excitants spéciaux du système nerveux, tels que la noix vomique et ses préparations. Ces agents thérapeutiques qui, dit-on, ont produit quelques bons effets dans la myélite, doivent être réservés pour le traitement de l'affection à l'état chronique. Les secousses, l'ébranlement du système nerveux, l'excitation spéciale qu'ils provoquent sur les organes du mouvement, produisent des effets funestes; ils aggraveraient la maladie et pourraient la rendre incurable. Ces sortes de remèdes ne sont aptes à à guérir que quand toute trace inflammatoire a disparu, et que les phénomènes consécutifs observés ne sont que le résultat d'un manque d'incitation.

Ainsi, pour résumer, voici le traitement auquel je donne la préférence et celui qui m'a procuré le plus de succès : saignées réitérées suivant le besoin, frictions irritantes avec le liniment ammoniacal cantharidé, purgation avec l'aloès succotrin, dérivation sur les .organes urinaires avec les préparations de scille et de colchique.

— En terminant ce qui est relatif à la myélite aigüe, je vais faire connaître, parmi les nombreux cas que j'ai rencontrés, quelques observations qu'il ne sera pas inutile, je pense, de relater dans ce mémoire.

I. Observation. — Le 20 février 1849, je fus appelé par M. Michel Lefrançois qui exploitait la ferme de Gruchy, commune de Saon, à l'effet de donner mes soins à un poulain gravement malade. Ce poulain était à pâturer dans un herbage situé auprès de la ferme; depuis quelques jours, il tombait une pluie froide et glaciale, que l'animal, sans abri, avait reçue tout entière.

M. Lefrançois, en allant visiter ses autres animaux, trouva son poulain tombé au milieu de l'herbage, et faisant d'inutiles efforts pour se relever; il était couvert de sueur; la respiration était tellement accélérée que l'on crut qu'il allait expirer.

Vite, on avisa aux moyens de le rentrer, il fut transporté à la ferme sur un traîneau.

*Symptômes.* A mon arrivée, je reconnus bientôt que j'avais affaire à une affection de la moelle épinière. Le jeune aminal se tenait les quatre membres tellement écartés pour avoir plus de solidité, que le ventre et le thorax touchaient presque à terre; le corps était vacillant sur ses colonnes de soutien, la tête et l'encolure allongées; la respiration était accélérée, anxieuse; les naseaux, convulsivement dilatés, laissaient passer une forte colonne d'air chaud et bruyant; l'œil vif, égaré, dénotait une vive souffrance, en même temps que des troubles sérieux du côté du grand appareil de l'innervation; pouls vite et dur. Je pinçai avec les doigts la colonne vertébrale, l'animal s'affaisa sur-le-champ, en faisant entendre une plainte bien accentuée, et s'étendit de toute sa longueur sur la litière. Il n'y avait aucun écoulement d'urine; la défécation se faisait bien.

Ce poulain très-vigoureux, issu d'un cheval de trois quarts de sang, était dans un état très-satisfaisant d'embonpoint.

*Diagnostic.*—*Myélite aiguë.* — L'inflammation a lieu sur les plexus *Brachial et le Lombo-sacré.*

*Pronostic.* Sérieux. L'animal pouvant succomber à des souffrances si aiguës, ou rester perclus de plusieurs membres.

*Traitement.* Saignée de trois livres à la jugulaire; frictions sèches sur toute l'étendue du corps, en attendant que l'on puisse se procurer le liniment cantharidé; 30 grammes d'aloès succotrin à l'intérieur.

Le propriétaire tenant beaucoup à son poulain, me pria de vouloir bien coucher à la ferme pour prodiguer au jeune cheval tous les soins nécessaires.

Vers 2 heures du matin, les souffrances étaient moins vives, la respiration moins agitée; l'artère était toujours dure et roulante; je pratiquai encore une nouvelle saignée de 1 kil.

A 6 heures du matin, l'animal fut frictionné sur les jambes et sur les épaules avec le liniment précité. On lui fit prendre le breuvage aloétique.

Le 22, l'animal est debout et peut se soutenir faiblement; les souffrances sont considérablement diminuées; toute agitation du flanc a cessé; la purgation commence à s'opérer; le pouls est encore trop tendu.—Nouvelle saignée de 1 kil. — 30 grammes d'oxymel scillitique.—Diète.

Le 23, le pouls s'est considérablement affaibli, il est petit; l'artère est molle; l'animal a pu faire quelques pas assez facilement ; mais il ne pourrait se lever sans l'aide de deux personnes.

Il cherche à manger.—Un peu de son, quelques poignées de foin pour nouriture; 30 grammes d'oxymel scillitique.

Le 25, le pouls a repris de la force ; je fais sortir le poulain dont la démarche est mal assurée et chancelante ; la queue tombe entre les fesses ; malgré cela, la progression peut se faire sans que l'animal tombe ; cependant il ne peut encore se lever seul. La défécation, l'expulsion des urines se font bien.

Saignée de 1 kil. Le 26, on fera prendre de nouveau 30 grains d'aloès.

Le 28, amélioration notable.

Le 5 mars, le temps étant beau; M. Lefrançois mit son poulain en liberté dans la cour de la ferme ; la progression se faisait beaucoup mieux ; l'animal se levait seul et manifestait beaucoup d'appétit.

Le 10 mars, l'animal allait encore de mieux en mieux ; il pouvait se retourner et mordre facilement, à la région lombaire, les parties frictionnées, qui le démangeaient fortement.

Je ne revis le malade que le 7 mai, pour lui pratiquer la castration ; les allures n'étaient plus défectueuses ; on n'apercevait qu'on léger mouvement d'irrégularité dans le train postérieur, lorsque l'animal venait à s'arrêter brusquement après avoir trotté.

Après l'opération, je fis une large saignée de 2 kil. qui avait un double but, et j'abandonnai le reste de la guérison au temps et à la nature.

A deux ans et demi, le poulain fut attelé pour les travaux de la ferme ; depuis cette époque, il ne cessa de travailler péniblement jusqu'à l'âge de 4 ans 1/2, et fut vendu comme très-bon cheval pour la somme de 950 fr.

II. Observation. — Cheval de 5 ans sous poil bai marron de demi-sang, d'un tempérament très-irritable, appartenant à M. Auguste Dubosq, de Lasson.

Ce cheval était élevé pour la reproduction.

Une jument destinée à être saillie par cet étalon, avait été attachée à la porte de son écurie un instant avant l'heure de la monte.

Le cheval ayant senti cette jument, qui avait une assez forte chaleur, se tourmenta jusqu'à l'instant de la saillie, à un point tel, qu'il était recouvert de sueur lorsqu'on le sortit de sa boxe.

Il s'élança rapidement ; et au moment où il s'enlevait, il retomba sur le sol de tout son poids, et ne put se relever.

L'animal fut rentré avec difficulté dans sa boxe, on lui pratiqua une saignée, et le propriétaire envoya chercher en toute hâte un empirique, habitant une commune voisine, et qui, pour tout traitement, ordonna des frictions avec de l'eau-de-vie camphrée.

M. Dubosq, au bout de quelques jours, ne voyant pas beaucoup d'amélioration dans la maladie de son étalon, et craignant qu'il ne restât estropié, me pria d'aller visiter cet animal. Je m'y rendis.

*Symptômes.* Le cheval peut à peine se tenir debout; il marche avec difficulté à l'allure du pas; le bipède latéral droit n'exécute plus ses mouvements habituels. Pendant le repos, le membre antérieur droit n'a plus cette raideur ni cette fermeté qui caractérisent les aplombs; il repose sur la pince, le genou et le boulet demi-fléchis en avant; le membre postérieur ne présente rien de remarquable. Pendant la marche, la locomotion se fait difficilement du côté droit; c'est à peine si le membre postérieur et le membre antérieur de ce côté quittent le sol; le genou se tend difficilement; la région rotulienne molle, sans énergie, cède au poids du corps; la croupe s'abaisse de ce côté. L'animal marche une espèce d'amble assez bizarre, et tout-à-fait caractéristique.

Le facies n'a éprouvé aucune altération.

*Diagnostic.* Hémiplégie du côté droit.

*Pronostic.* L'hémiplégie étant incomplète, laisse quelques chances de guérison.

*Traitement.* Saignée de 3 kil.; friction sur la colonne épinière, depuis la partie antérieure de l'épaule droite jusque sur la région sacrée, avec 800 grammes de liniment ammoniacal cantharidé: la friction sera faite pendant 20 minutes avec un bouchon très-dur et la moitié du liniment ; le lendemain, l'autre moitié sera employée de la même manière. — 45 grammes d'aloès succotrin à l'intérieur. — Diète.

Au bout de douze jours, je revis le cheval, dont l'état s'était sensiblement amélioré ; je prescrivis une nouvelle saignée de 3 kil. et une nouvelle purgation avec l'aloès.

Les forces revinrent, peu à peu, du côté paralysé ; les allures reprirent leur harmonie naturelle, et, le 20 mars 1850, 9 mois après l'accident, l'étalon fut placé en station pour faire la monte ; tous ceux qui le voyaient trotter, remarquaient la souplesse et l'énergie de ses allures.

III. OBSERVATION. — Le 16 mars 1551, M. de Beaussy, cultivateur à Sully, me fit appeler pour donner des soins à une pouliche gravement malade.

Je me rendis, quelques instants après, à son domicile ; il me fit voir une jeune bête sous poil bai, âgée de onze mois, qui présentait les symptômes suivants: *decubitus* sur le côté droit ; respiration lente, profonde, difficile ; abaissement général de température ; insensibilité aux châtiments ; lèvres et bout du nez tordus, et reportés du côté gauche. Je fis lever cette pouliche par plusieurs des domestiques de la ferme ; elle chercha à prendre un peu d'appui sur le côté gauche ; mais le côté droit restait constamment fléchi, sans pouvoir prendre le moindre appui. Etant lâchée, la pouliche retomba de tout son poids.

*Diagnostic.* — Hémiplégie complète du côté droit.

*Pronostic.* Fâcheux. — La gravité et l'étendue de l'affection, l'anéantissement des forces, me font supposer un mauvais résultat.

*Traitement.* — Saignée peu abondante; le sang, noir et épais, s'écoule difficilement; — frictions avec le liniment ammoniacal cantharidé; frictions sèches sur les membres et les autres parties du corps.

Le 17, à midi, la pouliche meurt.

L'autopsie a décélé une congestion très-active sur le côté droit de la moelle épinière, depuis le plexus lombo-sacré inclusivement, jusque vers le tiers-postérieur de la région cervicale. La substance blanche et la substance grise étaient violemment pointillées; il n'y avait pas de ramollissement. Le cerveau était intact.

IVe Observation. — Au mois de décembre dernier, M. Labreque, cultivateur à Saint-Vigor-le-Grand, ferme du Recouvris, me fit appeler pour donner mes soins à un poulain entier, de huit ou neuf mois, frappé dans les quatre membres.

Ce jeune animal, qui était assez maigre, par suite de la mauvaise nourriture qu'il avait eue après le sevrage, contracta une myélite grave, due évidemment aux intempéries hivernales.

Je le traitai par les petites saignées de une livre et demie à deux livres, réitérées plusieurs fois. J'employai les mêmes moyens révulsifs que ceux qui sont consignés dans les précédentes observations.

L'affection marcha assez rapidement vers la résolution ; un accès très-grave de fluxion périodique, qui même était venu fatalement compliquer la première maladie, disparut en peu de temps par les lotions calmantes et émollientes d'eau de guimauve laudanisée, de telle sorte que ce poulain, au moment où j'écris, est tout-à-fait revenu à son état normal (1).

Ve Observation. — En octobre 1850, une jument blanche de race percherone, âgée de dix ans, appartenant à M. Tirel fils, alors cultivateur à Saint-Martin-des-Entrées, fut atteinte subitement de paraplégie dans un herbage où elle pâturait. Cette jument, qui faisait le service de *limonière*, avait beaucoup souffert auparavant à charrier de la chaux dans des chemins difficiles, et sous l'influence d'un soleil assez brûlant à cette saison.

Je remarquai les symptômes suivants :

*Decubitus* tantôt sur le côté, tantôt sur le sternum ; la bête se dressait quelquefois, et le train postérieur ne pouvant suivre, elle restait dans la position d'un chien assis sur les ischions ; abaissement de température dans les membres postérieurs ; insensibilité et inaction complète de ces mêmes membres ; appétit très-bon ; aucune marque de souffrances ; respiration ordinaire, pouls

(1) Je viens d'apprendre que ce jeune poulain a été vendu pour la somme de 600 fr. à la foire de la Toussaint.

large et fort, un peu accéléré; écoulement de l'urine par la vulve.

*Diagnostic.* Myélite affectant la portion lombo-sacrée.

*Pronostic.* Incertain.

*Traitement.* —Saignée de 3 kilogrammes; frictions d'essence de térébenthine sur les reins et les membres postérieurs ; — deux sétons à la région lombaire ; — 40 grammes d'aloès. Le lendemain, aucune amélioration ; — nouvelle saignée de 5 kilogrammes ; frictions d'essence sur les membres ; application d'une couche d'onguent vésicatoire de 200 grammes à la région lombaire, par dessus les sétons.

A ma visite suivante, aucune amélioration. Le propriétaire a voulu suspendre sa jument au moyen d'une charrette ; elle ne repose pas sur les membres postérieurs, qui ne prennent aucun appui. Le soir, avec beaucoup de peine et de difficulté, en soutenant la bête à l'aide de planches et de beaucoup de bras, on parvient à la conduire à l'écurie, où elle est morte suspendue, deux jours après, dans un état complet d'épuisement.

L'autopsie, opérée huit heures après la mort, m'a fait voir un ramollissement de la moelle, au plexus lombo-sacré, dans une étendue de 8 ou 10 centimètres de longueur.

Beaucoup d'autres cas analogues à ceux qui font

le sujet de ces observations, se sont offerts à ma pratique. Je pourrais encore citer d'autres faits arrivés chez différents cultivateurs ; mais ce serait, je pense, tomber dans des redites fastidieuses qui, en prolongeant ce mémoire, n'auraient pas le mérite d'y ajouter d'autre valeur clinique.

### État chronique:

Je n'ai jamais vu la *myélite* débuter sous ce type. Le plus souvent, il est le résultat de l'affection aiguë qui a suivi ce mode de terminaison. Le type chronique se remarque principalement lorsque la myélite aiguë a été très-intense, qu'elle n'a pas été traitée avec énergie, ou encore lorsque l'animal est resté quelque temps sans subir de traitement.

D'ailleurs, lorsque au bout de huit ou dix jours l'affection aiguë ne s'est pas améliorée, on peut la considérer comme passée à l'état chronique. Les symptômes qui décèlent cette phase morbide, sont ceux-ci : *Decubitus* presque constant, traces d'excorations sur les parties saillantes du corps : aux hanches, aux avant-bras, sur les côtes, sur les apophyses zygomatiques, etc. L'animal paraît s'abandonner, ne se lève qu'avec peine, malgré les secours de l'homme et les excitations ; lorsqu'il est debout, il faut le soutenir quelques instants, si l'on ne veut le voir retomber ; les membres, surtout les postérieurs , fléchissent , s'entre-croisent ; il y a refroidissement des extrémités. Les urines s'écoulent goutte à goutte au dehors , surtout chez les mâles ; quelquefois il y a chute du pénis : cet organe n'étant plus soutenu par les fibres musculaires qui le retiennent supérieurement, sort du fourreau et reste pendant.

Les mouvements progressifs se font avec une immense difficulté ; les animaux tombent lourdement sur le sol au moindre obstacle. Les autres symptômes sont les mêmes, suivant les parties attaquées, que ceux qui ont été décrits pour la myélite aiguë, ils sont seulement plus saillants ; l'animal n'éprouve aucune souffrance aiguë ; il conserve son appétit, et mange difficilement lorsqu'il est tombé.

L'organe cérébral ressent aussi , quelquefois , sympathiquement, les désordres survenus dans le centre spinal ; l'animal alors se livre à des mouvements désordonnés, cherche à se cabrer subitement, puis, reprenant ses aplombs ordinaires, il devient calme et rentre dans son état tout-à-fait normal. Les yeux sont souvent égarés, saillants à plein orbite ; le regard a quelque chose de farouche, qui n'est pas habituel ; les objets sont mal distingués et impressionnent le malade, qui les évite en se dérobant vivement.

Relater entièrement, point pour point, tous les

symptômes, ce serait tomber dans des redites stériles ; les allures ne présentent rien de différent de ce qui a été dit pour l'état aigu, si ce n'est que les mouvements, défectueux et sans harmonie, sont plus saillants que dans le cas d'affection aiguë ; il n'y a donc réellement d'exceptionnel que les symptômes spéciaux décrits plus haut ; aussi passerai-je de suite à une autre description.

*Pronostic* : Très-grave. Lorsque la myélite chronique est intense, il est rare que les animaux reprennent la force et l'agilité de leurs membres. Lorsqu'il y a hémiplégie surtout, et que les animaux ont un *decubitus* constant, qu'ils sont parsemés d'excorations, on peut les regarder comme perdus. Quand l'affection a lieu sur les quatre membres, le sujet peut reprendre assez de forces et assez de puissance dans leurs allures pour être utilisé aux travaux agricoles.

L'affection paraplégique est la plus commune : c'est aussi la moins grave ; avec un traitement énergique, il est rare qu'on ne parvienne pas à rétablir les animaux suffisamment pour qu'ils soient vendus, et s'il reste quelques légères traces dans les mouvements, surtout dans l'action de tourner, souvent même l'œil du marchand le plus exercé n'aperçoit pas ce défaut.

*Terminaisons*. Les terminaisons de la myélite chronique sont : la mort, l'état permanent de la paralysie incomplète qu'elle engendre, ou la réso-lution.

Lorsque la terminaison a lieu par la mort, l'animal ne peut plus se lever, malgré les excitations et les châtiments qu'on lui fait endurer ; il s'abandonne ; le corps, couvert d'excorations, ne présente plus que la forme osseuse ; le sujet refuse les aliments et finit par s'éteindre lentement, soit par l'effet de l'affection elle-même, soit par inanition. Cela se remarque dans le cas de ramollissement.

L'état permanent de paralysie est un mode de terminaison plus commun que le précédent. Dû, le plus fréquemment, à des désordres graves introduits dans la texture de l'organe spinel, ou encore à des modifications pathologiques survenues dans les enveloppes de la moelle épinière, il met les animaux dans l'impossibilité d'être vendus, sinon à vil prix. Les propriétaires les gardent alors forcément, et les soumettent aux travaux qu'ils sont encore capables de faire. Les juments qui se trouvent dans ce cas, peuvent être utilisées comme poulinières.

Du reste, les animaux n'éprouvent aucune souffrance; l'appétit est bon, ils prennent même de l'embonpoint, si on leur donne une nourriture substantielle.

La terminaison par la résolution est encore assez fréquente ; comme je l'ai dit plus haut, le cas le plus heureux, pour cette terminaison, est la paraplégie.

Lorsqu'un traitement énergique a été employé, chaque jour on voit l'animal reprendre graduellement son ancienne force. S'il ne pouvait se relever qu'avec le secours de plusieurs personnes, ou si, étant debout, il fléchissait sur les membres postérieurs, et tombait lorsqu'il voulait prendre des allures rapides, il n'est pas surprenant, au bout de quelques jours, de le voir se relever seul, et se tenir avec assez de force sur ses membres pour marcher rapidement sans crainte de tomber.

### Traitement.

Il consiste dans la médication déplétive, les révulsions énergiques et durables, l'excitation du système nerveux.

Les petites saignées, répétées tous les dix ou quinze jours, à la quantité de 1 à 2 kilog., en agissant lentement sur l'affection pour ne pas trop affaiblir l'animal, conviennent infiniment pour obtenir la résolution de la myélite chronique. Tout en concourant à la résolution de la maladie, elles empêchent l'afflux sanguin de se porter de nouveau sur l'organe malade. Les grandes saignées auraient l'inconvénient d'affaiblir le sujet, et d'anéantir l'incitation qu'il est important de ménager.

De concert avec les saignées, il faudra employer les révulsifs ; les liniments cités à l'article *Traitement de la Myélite aiguë*, ont produit entre mes mains quelques résultats par leur emploi réitéré ; mais je ne balancerai nullement à préconiser, comme moyen héroïque, la révulsion au moyen du cautère actuel.

J'ai vu ce mode de traitement produire des effets réellement merveilleux dans des cas désespérés, et ramener les animaux dans un état tel, qu'ils étaient propres à faire des chevaux de commerce. La cautérisation transcurrente doit être préférée ; elle doit être pratiquée très-lentement pour qu'elle ait toute son efficacité. Ce point très important ne doit pas être négligé ; le calorique pénètre mieux, l'action en est beaucoup plus profonde et plus durable que si le cautère était posé rapidement, quelques instants, sur des surfares aussi larges, et recouvrant des parties musculaires sous-jacentes, ayant autant d'épaisseur que celles sur lesquelles on opère.

La cautérisation étant bien pratiquée dans la direction des poils, à la région lombaire, il est rare que les traces en soient reconnues, même par ceux qui ont l'habitude du cheval.

Je ferai remarquer que ce n'est pas sur la région lombaire seule que la cautérisation doit être pratiquée dans le cas de paraplégie ; elle doit se prolonger sur la région sacrée, puisque le plexus lombo sacré émane de la portion de la moelle contenue dans les dernières vertèbres lombaires et le sacrum. Il faut se mettre en garde contre cette omission : car, de cette sorte, on laisserait de côté la plus grande surface de la partie malade.

Indépendamment de son action révulsive, le feu a l'immense avantage d'agir, en outre, comme tonique et excitant ; les effets se prolongent longtemps encore après la cicatrisation. Il remonte les parties affaiblies et souvent amaigries sur lesquelles il est appliqué, y donne plus de fermeté, d'énergie, et y développe davantage les fonctions vitales.

Les sétons doivent être proscrits ; ces émonctuaires ne produisant, dans ces affections, aucun bon effet révulsif, ont le triste désavantage d'épuiser des parties qui, souvent, ont besoin de reprendre tant de forces et de vitalité.

La noix vomique, la strychnine que j'ai employées quelquefois dans les affections chroniques de la moelle, ont produit quelques légères améliorations par les secousses, l'action toute spéciale qu'elles exercent sur le système nerveux ; mais les effets éphémères, trop fugaces, produits par ces médicaments, leur infidélité souvent constatée, les soins trop minutieux de ce mode de traitement, le prix trop élevé de la strychnine surtout, m'ont fait entrevoir que les résultats obtenus étaient loin d'être en rapport avec les soins exigés et les dépenses.

D'ailleurs, la persévérance avec laquelle ces agents thérapeutiques doivent être strictement employés, et la répugnance que montrent les cultivateurs pour les mettre en usage, me les ont fait écarter des moyens dont je me sers pour combattre la myélite ; et si j'ajoute à cela que l'emploi de ces excitants nerveux ne doit être mis en jeu que quand toute trace morbide matérielle sera disparue, on verra que le cercle de leur utilité thérapeutique se trouve très-restreint.

J'ai employé avec plus de succès l'électricité au moyen de la pile-à-auges ; mais la difficulté de mettre ce système à exécution, les nombreuses visites qu'en exigerait l'emploi (puisque la présence du vétérinaire serait urgente chaque fois que l'on en ferait usage), m'ont fait abandonner ce mode de traitement, bien supérieur à la noix vomique, et réserver les puissants effets du fluide pour le traitement des paralysies partielles des lèvres, de l'oreille, etc. Dans ces différents cas, je n'ai eu qu'à me louer de ses bons effets.

De même que je l'ai fait pour l'état aigu, je vais citer quelques observations recueillies sur des animaux affectés de myélite chronique.

Le traitement par excellence que j'ai employé avec succès, est celui qui est fourni par la cautérisation transcurrente ; il a produit entre mes mains des résultats inespérés. D'autres fois, s'il n'a pas été infaillible, cela tenait ou à une désorganisation de la texture médullaire, ou encore à une affection datant de trop loin.

Ire Observation. — Cheval entier sous poil bai-brun, âgé de trente mois.

M. Barbey, propriétaire à Ryes, auquel appartenait ce cheval, m'appela, le 28 juin 1848, pour donner mes soins à un poulain boiteux depuis quelques jours. En même temps, il me fit voir le cheval ci-dessus signalé.

Depuis trois mois, cet animal était affecté d'une myélite, facile à reconnaître par les symptômes suivants : balancement très-fort de l'arrière-train au pas ; peu de solidité dans les membres postérieurs ; queue basse, tombant entre les fesses ; lorsque le cheval voulait prendre l'allure du trot, il fléchissait sur les deux membres postérieurs, les rotules s'abaissaient, les ischions touchaient presque le sol ; il y avait ensuite un redressement subit, mécanique, suivi d'un *entrecroisement* des membres postérieurs ; l'animal menaçait de tomber. Si, par hasard, il voulait se tourner brusquement, les membres postérieurs fléchissaient sous le ventre ; il restait sur le derrière, dans la position d'un chien assis.

Sans garantir le résultat, j'engageai cependant M. Barbey à faire appliquer le feu sur la région lombaire. Il y consentit.

Le 2 juillet, l'opération eut lieu sur toute l'étendue des régions lombaire et sacrée ; j'appliquai dix-sept raies de feu. Après trois heures d'une cautérisation lente et graduée, l'animal fut relâché dans le pâturage où il était habituellement.

Le 17, M. Barbey vint me prier de revoir son cheval ; il trouvait une amélioration très-notable dans sa marche ; il lui semblait qu'il avait repris une force étonnante.

A ma visite, je constatai avec surprise que non-seulement le cheval pouvait trotter assez librement, mais encore qu'il se tournait sur lui-même avec facilité, sans être menacé de tomber, comme auparavant.

Le 2 septembre, le propriétaire voyant que son animal allait tout-à-fait bien, me pria de le castrer. Cinq semaines après l'opération, il fut utilisé aux travaux agricoles les plus durs, et, au mois de février 1851, il fut vendu comme bon cheval de cuirassiers. Le capitaine-acheteur ne s'aperçut nullement des raies de feu que l'animal avait eues sur les reins.

IIe Observation. — M. Lajéhannière, boucher à Bayeux, me pria d'examiner une jument d'allure sur le point de produire son poulain, en mai 1851. Cette jument ne pouvait se lever seule ; elle menaçait de tomber, lorsqu'on voulait la changer de place ; les membres postérieurs fléchissaient, s'entrecroisaient ; il y avait flaccidité des régions rotuliennes ;

la bête s'affaissait quelquefois brusquement sur les deux boulets postérieurs.

*Diagnostic.* — Myélite aiguë ; le plexus lombo-sacré seul est attaqué.

*Pronostic.* — Assez grave, à cause de la maladie elle-même, et ensuite de l'état de conception avancée de la jument.

*Traitement.* — Frictions irritantes sur la région lombaire avec le liniment ammoniacal cantharidé. — Saignée de trois kilogrammes.

M. Lajéhannière, craignant l'avortement de sa jument, et supposant d'ailleurs que cet état de faiblesse dans le train postérieur était le résultat de la pesanteur occasionnée par le poulain, ne voulut faire aucun traitement.

Le 9 juin, la jument produisit heureusement son poulain.

Au bout de quelques jours, M. Lajéhannière mit en pratique le traitement que j'avais prescrit : il n'amena aucun résultat.

Le 17 juillet, je fus prié de visiter la jument de nouveau. Elle était dans un herbage attenant à la maison ; elle marchait difficilement et ne pouvait se lever seule. Je conseillai sans balancer la cautérisation transcurrente.

Le lendemain, quinze raies de feu furent appliquées sur la région lombo-sacrée.

A dater des premiers jours d'août, le propriétaire

remarqua que la jument, chaque jour, prenait plus de force; quelquefois elle pouvait se lever seule.

Actuellement et depuis longtemps, elle est employée aux travaux agricoles, et fait même assez souvent le service de *limonière*.

IIIe Observation. — Le 4 mars 1852, M. Duval, cultivateur à Saint-Loup-Hors, me pria de me rendre en toute hâte chez lui, pour voir une de ses pouliches, qui, tout-à-coup, était tombée sans pouvoir se relever, dans l'endroit où elle était à pâturer.

Cette jeune bête, sous poil bai-cerise, âgée de onze mois, présentait les symptômes suivants : *decubitus* sur le côté droit ; tête basse ; œil morne, demi-fermé, somnolence ; pouls large, fort, un peu accéléré ; respiration légèrement agitée ; insensibilité aux coups ; avant mon arrivée, la bête avait fait quelques efforts, mais elle n'avait pu se relever ; elle se dressait sur les membres antérieurs, mais les postérieurs ne pouvaient se remuer, ni par conséquent soulever les parties qu'ils sont destinés à soutenir.

*Diagnostic.* — Myélite aiguë.

*Pronostic.* — Grave.

*Traitement.* — Après avoir fait transporter la jeune bête dans une écurie assez vaste, je prescrivis le traitement suivant : saignée de trois livres ; frictions sur les reins avec le liniment ammoniacal cantharidé. — 25 grammes d'aloès succotrin.

Le 5, même état ; la pouliche a cherché à manger; la purgation n'a pas encore agi. — Nouvelle saignée de trois livres. — Frictions avec le liniment. — Diète.

Le 6, la médication purgative a produit son effet; l'état général paraît meilleur; avec l'aide de plusieurs hommes, je fais lever la bête; elle appuie d'abord difficilement, par l'état d'engourdissement où elle se trouve; puis, peu à peu, elle prend de la force et fait le tour de l'appartement, légèrement soutenue.

Le 8, aucune amélioration. — Saignée de trois livres; — breuvage purgatif avec 25 grammes d'aloès; — 30 grammes d'oxymel scillitique. — Faire prendre en deux fois chaque jour.

Le 10 mieux notable; l'aloès a produit son effet; les urines s'écoulent abondamment et comme à l'état normal; la pouliche s'est levée plus facilement, elle a même fait seule quelques pas: — l'oxymel sera continué à la même dose; — un peu de foin et de son pour nourriture.

Le 13, l'amélioration s'est continuée. — Même régime.

Le 17, la pouliche s'est levée seule, et a pu faire un trajet assez long dans la cour de la ferme.

Le 24, mieux soutenu. — Cessation de l'oxymel scillitique.

Le 30, il y a toujours amélioration, mais elle est lente et se fait trop attendre. — Nouvelle friction avec le liniment.

Je n'eus l'occasion de revoir la jument que le 15 avril; elle se levait seule, et marchait encore mieux qu'à ma dernière visite; aussitôt qu'elle voulait trotter ou galoper, ses membres s'entre croisaient, elle tombait.

Le 2 mai, ne voyant pas une amélioration suffisante, et M. Duval commençant à se décourager de donner des soins à un animal qu'il croyait perdu, je lui conseillai d'employer le feu. Il y consentit sans difficulté.

Le 8, je pratiquai la cautérisation transcurrente sur la région lombo-sacrée.

Le 2 juin, il y avait déjà une notable amélioration : la jument pouvait trotter assez solidement ; il n'y avait qu'au temps d'arrêt que les membres postérieurs fléchissaient, et que la queue produisait le mouvement ondulatoire particulier à ces sortes d'affections.

Depuis cette époque, la pouliche a repris beaucoup de force, elle se lance facilement à ses grandes allures, et c'est à peine si l'on peut saisir un léger mouvement disgracieux, qui se produit encore lorsqu'elle vient à s'arrêter subitement.

Elle travaille fort bien, sans la moindre gêne ; le propriétaire l'a même fait saillir cette année.

Plusieurs fois, chez d'autres cultivateurs, j'ai employé les mêmes moyens thérapeutiques que ceux que je viens de désigner : ils m'ont produit de bons effets.

Cependant, si l'affection de la moelle épinière date de trop longtemps, les succès ne sont pas, à beaucoup près, aussi certains, soit parce que la maladie a pris trop de développement, soit parce que l'organe sensitif a été trop impressionné par la longue durée de la maladie.

Ainsi, en 1849, M. Lefrançois, de Saon, voulut me faire employer la cautérisation (malgré la réflexion que je lui avais faite, de la trop grande ancienneté de l'affection), sur une jument de six ans, frappée, quatre années auparavant, d'une myélite grave, qui lui avait anéanti les quatre membres.

Cette opération, que je pratiquai sur les reins et les épaules, n'amena aucun soulagement.

En avril 1851, M. Ovide Gast, de la commune de Saint-Vigor-le-Grand, me fit voir un cheval de quatre ans, attaqué de paraplégie depuis l'âge de dix-huit mois. A l'allure du trot, les membres postérieurs fléchissaient, s'entre croisaient, accusaient, en un mot, une grande faiblesse ; la queue avait le mouvement ondulatoire caractéristique.

Je conseillai la cautérisation transcurrente, et, le 5 mai, j'appliquai à ce cheval quinze raies de feu sur la région lombo-sacrée.

Bien qu'une amélioration manifeste ait été le résultat de ce traitement, jamais le cheval n'est revenu assez solide pour être mis en vente : il est employé aux travaux agricoles.

## Lésions.

La difficulté de trouver des sujets pour faire la description, tout-à-fait minutieuse, des lésions occasionnées par la myélite, ne me permettra peut-être pas de faire connaître, aussi rigoureusement qu'on l'aurait désiré, les altérations morbides que fait naître cette affection.

Les animaux atteints de cette grave maladie, succombent assez rarement, ou bien, s'ils restent incomplètement guéris, les propriétaires préfèrent les vendre à vil prix, plutôt que de les voir sacrifier chez eux. Il n'y a donc que ceux qui succombent, ou ceux qu'on est obligé de sacrifier, lorsqu'ils sont dans l'impuissance absolue de rendre aucun service, qui permettent d'étudier les lésions pathologiques de la moelle épinière.

J'ai encore pu, de cette manière, me livrer à neuf autopsies, tant à l'état aigu qu'à l'état chronique. Je vais donc faire connaître, d'une manière générale, la description des altérations que j'ai pu étudier.

### État aigu.

Lorsque l'ouverture du canal vertébral a été pratiquée, la première chose, le plus souvent, qui frappe l'observateur, c'est la teinte rosée de la dure-mère ; le canal vertébral lui-même, à l'intérieur, présente aussi cette teinte ; les gros sinus veineux qu'il contient, sont gorgés d'un sang noir, épais. Il arrive aussi qu'on ne rencontre qu'une légère injection de la dure-mère, ou même qu'on trouve cette membrane tout-à-fait comme à l'état normal.

Les grosses branches nerveuses qui émanent du plexus, celles particulièrement du plexus lombo-sacré, n'offrent pas toujours leur couleur blanche habituelle : elles participent ainsi, même assez loin, à la coloration rosée qui existe quelquefois sur la dure-mère et dans l'intérieur du canal. Lorsque l'affection a été grave, qu'elle a été précédée d'une violente congestion, on remarque des ecchymoses, au pourtour des orifices par lesquels ces branches nerveuses s'échappent du canal rachidien.

En enlevant avec précaution la dure-mère, on aperçoit l'arachnoïde rachidienne, qui présente différents aspects, suivant que l'affection a été plus ou moins intense.

Dans la plupart des cas, d'une teinte rosée assez vive, due peut-être plutôt à son contact avec la moelle, qu'à une affection qui lui appartienne, cette membrane présente aussi, plus rarement, une teinte rouge-foncé, et contient, ainsi que le tissu cellulaire qui lui est propre, une légère infiltration sero-sanguinolente. C'est à cet état particulier de l'arachnoïde que sont dues ces ecchymoses qui accompagnent, quelquefois, les branches lombo-sacrées à leur sortie du canal rachidien.

Au-dessous de l'arachnoïde, dans la gaîne que forme cette membrane à la moelle épinière, il y a un liquide sero-sanguinolent assez considérable; ce liquide contient parfois de petits caillots sanguins.

La substance médullaire étant dépouillée de ses annexes, c'est elle particulièrement qu'il importe d'étudier, afin d'avoir une idée fixe des lésions dont elle est le siége.

La périphérie de cet organe est recouverte d'une injection très-étendue de capillaires sanguins; ces petits vaisseaux, en parcourant différents sens, s'anastomosent, et représentent des vergetures et des arborisations très-remarquables, sorte de réseau capillaire, caractéristique d'une violente inflammation, et fournissant l'explication des funestes résultats auxquels elle donne lieu.

Lorsque la congestion qui a précédé l'inflammation, s'est opérée rapidement, par suite de la rupture des petits vaisseaux, il y a des caillots sanguins de petite dimension, et variant depuis la grosseur d'un grain de chenevis jusqu'à celle d'un grain de millet. Ce fait important et digne d'une grande attention, explique comment des animaux, très-violemment attaqués, guérissent radicalement au bout d'un temps assez long ; la compression exercée sur la moelle par ces caillots, est une cause de vives souffrances et d'un profond anéantissement des organes locomoteurs ; leur résorption lente ramène les choses au type normal.

Cet état d'inflammation n'existe pas également dans toute l'étendue du cordon nerveux, lorsque l'affection a acquis même de grandes proportions : il est toujours plus imprimé, plus saillant au niveau du plexus que sur le reste de l'organe malade, et il semble que l'inflammation soit en rapport d'intensité avec l'importance fonctionnelle des portions médullaires.

L'inflammation ne se limite pas seulement à la moelle épinière elle-même : elle s'étend jusques dans l'origine des grosses divisions nerveuses, qui sont le siége d'une forte injection, et représentent, mais à un degré moindre, les lésions morbides dont il vient d'être parlé pour l'organe central. Il n'y a pas de caillots sanguins.

C'est surtout aux divisions terminales du centre nerveux rachidien, que les anatomistes ont désigné sous le nom de *queue de cheval*, *cauda equina*, que se remarquent ces violentes traces inflammatoires.

Si l'on vient à inciser transversalement la substance médullaire, on remarque que l'intérieur de cet organe est aussi le siége de lésions importantes. Çà et là, la substance grise est violemment pointillée et sillonnée de capillaires injectés ; les points sanguinolents multiples, qui forment ces pointillements, sont quelquefois réunis, et représentent de véritables plaques ponctuées.

J'ai vu des ramollissements partiels, disséminés en différentes places, et qui ne pouvaient être que le résultat de l'action désorganisatrice de ces plaques ponctuées. Ces espaces désorganisés, empreints de traînées sanguines, variaient depuis la grandeur d'une pièce de cinq sous jusqu'à celle d'une lentille.

Ces lésions sont fort remarquables ; elles donnent l'idée la plus exacte des ravages que peut faire l'afflux sanguin sur des organes d'une texture aussi délicate que la moelle épinière et l'encéphale. On ne les rencontre pas dans les grandes divisions nerveuses qui, comme il l'a été observé plus haut, participent dans une certaine étendue aux lésions extérieures.

Sous la puissance d'une violente congestion ou d'une vive inflammation, la moelle épinière, tant extérieurement qu'à l'intérieur, peut se trouver désorganisée dans une certaine partie de son étendue ; c'est principalement sur le plexus lombo-sacré que l'on remarque ces graves lésions, désignées sous le nom de *ramollissements*.

La moelle n'a plus alors cette fermeté, cette consistance, je dirai même un peu tenace, qu'elle possède à l'état normal; la substance blanche, pénétrée par l'inflammation, s'étend facilement à la plus légère pression, et se réduit en une sorte de *deliquium* rougeâtre, ne présentant plus aucune cohésion. C'est surtout la substance grise qui paraît la plus désorganisée, non pas que l'inflammation y ait acquis un développement plus considérable, mais à cause, probablement, de sa texture plus molle, plus vasculaire, moins consistante, que celle de la substance corticale. Cette substance grise se trouve réduite en une sorte de matière putrilagineuse rougeâtre, ayant encore moins de cohésion, de consistance que la substance blanche désorganisée.

La forme extérieure de la moelle épinière ne paraît pas avoir notablement changé, malgré ces graves altérations (Autopsie de la jument qui fait le sujet de l'observation n° 5).

Les désordres trouvés à l'autopsie, ne sont pas toujours en rapport avec les symptômes observés pendant la vie : ainsi j'ai constaté, sur l'animal vivant, des symptômes hémiplégiques, de la difficulté dans le mécanisme de la respiration ; je croyais à une lésion médullaire du plexus et de la portion comprise entre les deux renflements; l'autopsie est venue me démontrer que les plexus seuls étaient atteints d'une vive inflammation, et que la portion de moelle épinière comprise entre eux, était tout-à-fait intacte.

C'était évidemment à une réaction sympathique qu'étaient dus ces symptômes observés, puisque aucune trace matérielle ne pouvait leur donner naissance.

A l'autopsie de la jument qui fait le sujet de l'observation n°3, et qui était affectée d'une hémiplégie complète, quoique les plexus présentassent de plus fortes lésions dans leur partie droite que la portion de moelle intermédiaire, il y avait une cause matérielle, évidente, de lésions, qui expliquait les symptômes observés pendant l'existence. Le côté droit de l'organe spinal (et surtout la substance grise) était le siége d'une violente inflammation ; il n'y avait du reste aucun ramollissement. Le cerveau, malgré son état d'intégrité parfaite, n'en avait pas moins subi des réactions sympathiques, qui avaient occasionné des troubles dans les nerfs de la face.

Je terminerai cet aperçu relatif aux lésions aiguës, en disant que la moelle épinière est loin de toujours présenter des lésions aussi graves que celles qui viennent d'être décrites, et que les inflammations qui cèdent souvent aux traitements énergiques employés à temps, n'atteignent cette intensité si terrible, qui amène rapidement la mort, que dans des circonstances heureusement assez rares.

## ÉTAT CHRONIQUE.

Les lésions rencontrées sur la moelle épinière

sont variables : dans le type chronique, elles n'ont rien de précis, rien d'habituel sur quoi une description générale puisse être fondée.

A l'ouverture du canal vertébral, quelquefois la moelle et les enveloppes sont à pleine cavité ; d'autres fois, elles présentent moins de volume qu'à l'état normal, et assez souvent le volume de cette masse ne diffère en rien de l'état habituel.

Dans le premier cas, il y a toujours hydropisie de l'arachnoïde ; cet état pathologique est-il le résultat d'une inflammation propre de la membrane? est-il arrivé consécutivement à une myélite? ou bien encore, est-il arrivé simultanément ? C'est ce qu'on ne pourrait déterminer.

Voici, du reste, les lésions observées : La moelle et ses enveloppes forment une masse remplissant complètement, ou à peu près, le canal rachidien ; le doigt, posé sur cette masse, perçoit la sensation d'un liquide dans l'intérieur. L'incision donne écoulement à une quantité assez considérable d'un fluide séreux, légèrement sanguinolent ; la dure-mère et l'arachnoïde ont contracté une adhérence intime ; elles sont unies au moyen d'un tissu jaunâtre fibro-lardacé, véritable production pathologique, caractéristique d'une inflammation chronique.

L'arachnoïde a acquis plus d'épaisseur ; elle n'a plus cette texture fine si tenue, qui la caractérise à l'état normal ; elle reflète une teinte jaune rougeâtre, et se trouve sillonnée de gros capillaires assez rares. De légers flocons albumineux, de la grosseur d'un grain de chenevis, sont attachés à sa surface viscérale, et flottent dans le liquide anormal qu'elle contient.

La moelle épinière semble être macérée par le liquide ; elle présente une teinte blafarde ; quelques gros capillaires rampent à sa surface. Moins volumineuse qu'à l'état normal et comme atrophiée, elle a cependant conservé sa consistance ordinaire ; la substance grise est légèrement pointillée par places.

Les origines des branches nerveuses ne présentent rien de remarquable, si ce n'est la flaccidité des membranes qui les revêtent.

J'ai constaté toutes ces lésions sur le plexus lombo-sacré, et à dix centimètres environ en avant de ce renflement ; je les ai particulièrement étudiées sur un jeune cheval de dix-huit mois, ayant succombé à une myélite opiniâtre.

Le jeune animal avait été attaqué lentement ; un mieux s'était, d'abord, manifesté ; puis, graduellement, la maladie avait fait des progrès vers le mal.

La cautérisation transcurrente, appliquée sur la région lombo-sacrée, n'avait pas produit l'effet attendu ; les urines s'écoulaient continuellement par le fourreau ; l'animal pouvait encore se lever avec difficulté, la marche était pénible du derrière. Le malade succomba l'hiver dernier, étant dehors par une nuit froide et pluvieuse, après huit mois de traitement.

Si la masse rachidienne présente le même volume que dans l'état normal, ou si elle en offre moins, les enveloppes n'ont subi aucune altération ; la moelle épinière seule est malade.

L'organe médullaire est alors sillonné par quelques gros capillaires qui rampent à sa surface ; il reflète une teinte d'un jaune grisâtre.

La section transversale fait voir la substance grise maculée de taches entourées d'une auréole jaune ; quelques-uns de ces points présentent de légères désorganisations.

Le 17 septembre 1851, je me livrai à l'autopsie d'une jeune bête de quatre ans, appartenant à M. Lejeune, de la commune de Ver. Cette jument avait succombé à une *myélite chronique* qui, dans sa période de début, n'avait pas subi de traitement, et avait eu pour résultat une hémiplégie du côté droit.

Je rencontrai, depuis le plexus lombo-sacré jusqu'au plexus brachial, ces deux renflements compris, la moelle épinière ayant éprouvé les transformations d'une atrophie bien caractérisée de ce même côté droit. La partie malade de l'organe était pâle, jaunâtre et comme ridée à sa surface ; la moelle n'avait plus cette teinte blanche, légèrement rosée et luisante, ni cette forme arrondie, un peu renflée latéralement, présentée par la moitié gauche, et qui contrastait singulièrement avec le côté malade, déprimé et rétracté.

L'origine des branches nerveuses participait de cet état remarquable.

L'incision transversale laissa voir quelques petites taches dans l'intérieur de la substance grise.

Les ramollissements qu'on trouve au bout d'un long temps, ne sont nullement le résultat de l'affection chronique; les désordres ne proviennent, comme je l'ai fait observer, que de violentes congestions ou de vives inflammations. Il serait donc inutile de retracer ici cette incurable lésion, puisque, déjà, il en a été parlé.

Là, se termine tout ce que j'ai pu observer sur la question mise au concours. D'autres vétérinaires, de plus longue expérience, auront, sans doute, mieux observé; mais si, par ce travail, j'ai pu être de quelque utilité à la science, à mes confrères et aux éleveurs, ce sera pour moi une véritable satisfaction.

---

Nota. Beaucoup de cultivateurs ont la croyance, mal fondée du reste, que les étalons qui ont été attaqués de myélite ou de congestion rachidienne, sont susceptibles de transmettre à leurs descendants le germe de l'affection dont ils ont été atteints Cette aveugle croyance, renforcée malheureusement avec une insigne mauvaise foi par des hommes spéciaux, qui auraient dû s'attacher plutôt à la détruire, est aussi fâcheuse qu'erronée. Plusieurs fois, j'ai été à même de constater que des étalons affectés de myélite, à un degré tel qu'ils pouvaient à peine se soutenir pour faire la monte, étaient non-seulement très-prolifiques, mais encore donnaient naissance à des produits de grande énergie. J'ai même observé, d'une manière toute particulière, de jeunes animaux; je les ai vus grandir et croître jusqu'à l'âge où ils étaient livrés au commerce ou aux remontes, et jamais je n'ai remarqué chez eux rien qui dénotât la moindre trace de l'affection dont il s'agit.

A l'appui de cette assertion, parmi beaucoup de faits, je citerai celui-ci : M. Pierre Guesnon, maire de la commune de Tour, était propriétaire d'un étalon de demi-sang, qui, à l'âge de 18 mois, avait été frappé d'une myélite très-grave, à la suite de laquelle les quatre membres avaient conservé une grande faiblesse : l'animal pouvait à peine se soutenir pour faire la monte ; malgré cela, ce cheval a produit chez son maître et chez ceux des environs, pendant quatre années consécutives, une quantité considérable de poulains, et jamais un seul, que je sache du moins, n'a été attaqué de maladies rachidiennes.

C'est donc une erreur grossière et dénuée de tout fondement que de croire à la transmission des maladies rachidiennes par la voie de l'hérédité.



CAEN. — IMP. E. POISSON.

www.ingramcontent.com/pod-product-compliance
Ingram Content Group UK Ltd.
Pitfield, Milton Keynes, MK11 3LW, UK
UKHW022117260726
13993UKWH00003B/1067